消化器疾患と心身医療

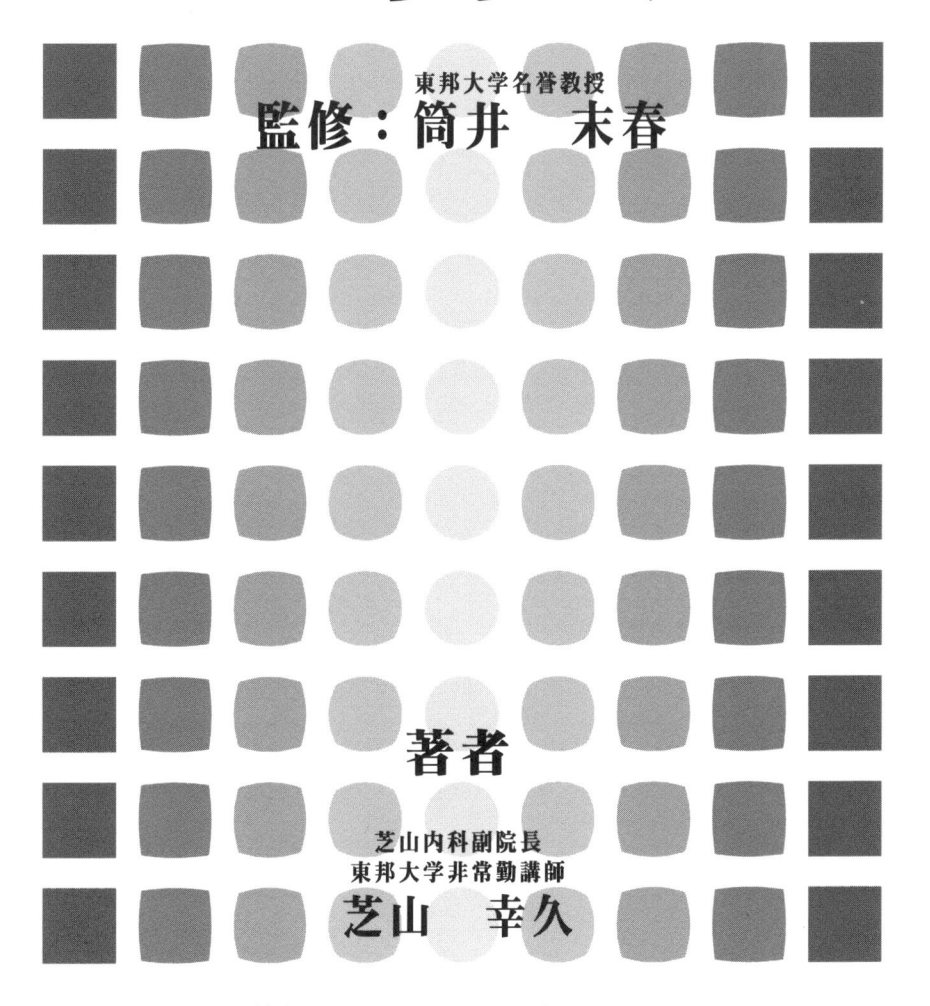

監修：筒井　末春　東邦大学名誉教授

著者

芝山　幸久
芝山内科副院長
東邦大学非常勤講師

株式会社　新興医学出版社

序　文

　筒井末春名誉教授が退任する数ヵ月前，医局会で心身症のシリーズ化した単行本を分担して作っていきたい話が伝えられた．それはあまりに大きなことで実感のわかないことであったので，現実味のない空想として瞬く間に私の記憶からは消え失せていた．ところがその後何回か新興医学出版より執筆依頼の手紙を受け取り，筒井先生からも催促のはがきを頂いてからは，夢が現実となり，悪夢となってのしかかるのに時間はかからなかった．

　私に与えられたテーマは消化器心身症であった．私は思春期の頃から緊張すると腹痛，下痢を起こす典型的な過敏性腸症候群であったので消化管と心身相関は以前から興味があり心身医学を志すきっかけの一つともなっていた．また，入局後内科研修病院や出向病院がいずれも消化器科と関わっていたので消化器心身医学が自然に自分のライフワークとなった．筒井先生はそういう事情も考慮し，私が一番書きやすいテーマとして消化器心身症を与えて下さったと思っている．

　1人ですべて執筆するのは不可能であったので，誰か医局員と分担してと考えたが，それぞれの医局員は皆，分担は決まっているようであった．これ以上医局員に負担はかけたくないという思いもあったので，何とか自分1人で責任を果たすほかなかった．そこで，考えたのが今までの自分で執筆した論文を編集してみることであった．これまで約15年医局に在職し，筒井先生からは多くの依頼原稿の仕事を頂いた．その度に多くの文献を読んだり筒井先生や坪井先生，中野先生から指導を受けながら悪戦苦闘して原稿を書き上げたので，論文一つ一つが思い出深い作品であった．特に消化器心身症関係の論文が多かったこともあり，これまでの論文を修正加筆して単行本にまとめてみることで，自分自身の心身医学を学んだ証として形に残せないかと考えた．幸い，監修していただいた筒井名誉教授の許可も得られたので本書を発刊する運びとなった．

　本書は3章から成り立っている．1章は消化器科医などの内科医に必要な心身医学の基本的知識やトピックスを中心に論文をまとめてある．2章は消化器

心身医学の臨床的課題について論じたものを集めた．批判を頂いた論文もあるが，今後も多くの意見を頂ければ幸いである．3章は症例検討で具体的な事例を呈示することで心身医学的な診かたの参考にしていただければと思う．本書の題名はいろいろ考えた末，「消化器疾患と心身医療」に決まった．これまで心身医学を研修してきた自分自身をシンボライズしているようで気に入っている．

　なお本書の出版にあたり論文の転載許可の手続きから，細かい無理難題を快く引き受けて頂いた新興医学出版社服部秀夫社長に深く感謝の意を表します．誠にありがとうございました．

2000年2月

芝山　幸久

目　次

I．消化器科医に必要な心身医学の知識 …………………………… 1

1．心身相関の歴史的変遷 ………………………………………… 1
  A．キャノンの緊急反応とホメオスターシス ……………………… 1
  B．セリエの一般適応症候群 ………………………………………… 2
  C．シュールの自我の生理学的退行理論 …………………………… 4
  D．ドイチュの器官言語 ……………………………………………… 4
  E．アレキサンダーの自律神経反応理論 …………………………… 4
  F．情動生理学的実験の系譜 ………………………………………… 5

2．ライフサイクルからみた青・壮年期患者 …………………… 7
  A．青年期の概要 ……………………………………………………… 7
  B．青年期と職業 ……………………………………………………… 8
  C．結　婚 ……………………………………………………………… 9
  D．壮年期（中年期）の背景 ………………………………………… 10
  E．中年期における身体的変化の特徴 ……………………………… 11
  F．中年期における職場での変化 …………………………………… 12

3．高齢者に対する心身医学的診療のポイント ………………… 14
  A．診察上の注意点 …………………………………………………… 14
  B．知能の老化には特徴がある ……………………………………… 15
  C．精神の健康を維持する原則 ……………………………………… 16
  D．高齢者に対する検査の進め方 …………………………………… 17
  E．高齢者への薬物療法 ……………………………………………… 17
  F．高齢者の心身医学 ………………………………………………… 18

4．消化器科診療とライフストレス ……………………………… 21
  A．大きなストレスとライフストレス ……………………………… 21
  B．病気の治療に必要な制限がストレスとならないために ……… 23
  C．病気とストレス反応 ……………………………………………… 25

5. 消化器科でも使える質問紙法心理テスト
（その1）うつ，不安，摂食障害 ………… 27
- A．うつの質問票 ………… 27
- B．不安の質問票 ………… 32
- C．摂食障害の質問票 ………… 35

6. 消化器科でも使える質問紙法心理テスト
（その2）CMI の活用 ………… 38
- A．質問内容 ………… 38
- B．実施方法 ………… 42
- C．結果判定 ………… 42
- D．深町の神経症傾向判定基準 ………… 43
- E．CMI をベースにした新しい質問紙法作成の試み ………… 44
- F．CMI を用いた最近の研究 ………… 45

7. 自律神経失調症とは ………… 48
- A．歴史的変遷 ………… 48
- B．概　念 ………… 50
- C．自律神経失調症と ICD-10 ………… 51
- D．自律神経失調症の診断の流れ ………… 53

II．消化器科領域の心身医学的課題 ………… 55

1. 心身症と精神病のちがいは何か ………… 55
- A．心身症とは ………… 56
- B．心身症と精神病の鑑別診断上の問題点 ………… 59
- C．心身症と精神病の鑑別の意義 ………… 61

2. 消化性潰瘍は心身症か ………… 64
- A．心身症としての古典的研究 ………… 65
- B．消化性潰瘍とうつ ………… 66
- C．ストレス潰瘍 ………… 67
- D．ライフスタイルと消化性潰瘍 ………… 68

E．心身症からみた消化性潰瘍の診断 ………………………………… 69
　　F．心身医学的治療 …………………………………………………… 72
3．上部消化管内視鏡検査を受ける患者の不安および苦痛に関して …… 75
　　A．対象および方法 …………………………………………………… 75
　　B．結　　果 …………………………………………………………… 76
　　C．考　　察 …………………………………………………………… 79
4．消化器手術に伴う心身医学的諸問題 ………………………………… 84
　　A．手術経過に伴う患者の心理過程 ………………………………… 84
　　B．手術に伴う心身医学的問題とその対応 ………………………… 86
　　C．患者理解としての生物・心理・社会モデル …………………… 89
5．消化器科入院患者の心理・社会的ストレス ………………………… 92
　　A．対　　象 …………………………………………………………… 92
　　B．方　　法 …………………………………………………………… 93
　　C．結　　果 …………………………………………………………… 94
　　D．症例提示 …………………………………………………………… 96
　　E．考　　案 …………………………………………………………… 97
6．消化器科における心療内科医の役割 ………………………………102
　　A．心療内科を知ってもらう段階 ……………………………………103
　　B．院内におけるコンサルテーション活動 …………………………104
　　C．コンサルテーションからリエゾンへ ……………………………105
　　D．消化器科入院患者の心理・社会的問題 …………………………106
　　E．総合病院における院外リエゾン活動 ……………………………107
7．心療内科医のストレス ………………………………………………110
　　A．対　　象 …………………………………………………………110
　　B．方　　法 …………………………………………………………111
　　C．結　　果 …………………………………………………………112
　　D．考　　察 …………………………………………………………116

III．消化器心身症の症例検討 …………………………………121

1．ライフサイクルからみた過敏性腸症候群 …………………121
- A．発生頻度 ………………………………………………121
- B．症例提示 ………………………………………………122

2．心因性の腹痛を呈した不登校の1例 ………………………127
- A．不登校について ………………………………………128

3．神経性嘔吐の3症例 …………………………………………131
- A．症例提示 ………………………………………………132
- B．考　　察 ………………………………………………136

4．神経性食欲不振症に合併した重症逆流性食道炎の1例 ……138
- A．症　　例 ………………………………………………138
- B．考　　案 ………………………………………………140

5．過敏性腸症候群として紹介受診したS状結腸癌の1例 ……143
- A．症例提示 ………………………………………………143
- B．臨床経過およびアセスメント ………………………144

Ⅰ．消化器科医に必要な心身医学の知識

1．心身相関の歴史的変遷

　「ストレス」という言葉の語源はもともと物理学や工学の語で，その意味は外から力が加えられたときの「歪み」を表した．このストレスの概念を生体にあてはめて，何らかの刺激が生体に加えられ生体内に「歪み」が生じることをはじめて明らかにしたのが，ハンス・セリエである．ストレス研究の源となっているストレス学説は，セリエが医学生であった頃，臨床講義で，種々の病気の患者が共通した症候をもつことに対する疑問に始まる．臨床講義に出てくるどの患者も，病名は違うが，食欲不振，胃腸障害，発熱など共通した症候をもっているにも関わらず，教授はそのことには目もくれず鑑別診断のみを強調した．そのわずかな一医学生の疑問が後のストレス学説に結びつき，ストレス研究の端を発している．ここでは代表的ストレス研究の概要を，歴史的展望から解説する．

A．キャノンの緊急反応とホメオスターシス

　クロード・ベルナールは，気象や気温などの外部条件（外部環境）に対して生体内の機能を維持している状態を内部環境と呼び，外部環境が大きく変化していても内部環境は大きく変化しないことを唱えた．

キャノンは，クロード・ベルナールの考えを引き継ぎ，外部環境が変化しても内部環境が変らないのが生体の特徴であるとして，これをホメオスターシスと呼んだ．このホメオスターシスを守るためには自律神経系，特に交感神経系が重要な役割を果たしており，生体に非常事態が起きると，緊急反応といって交感神経系，アドレナリン系を中心とする一連の反応が起こるとした．

B．セリエの一般適応症候群

セリエは1963年，ウシの卵巣のエキスをネズミに注射したところ，体内では3つの形態学的変化が起こっていることに気づいた．
①副腎皮質の肥大
②胸腺・リンパ節の萎縮
③胃・十二指腸潰瘍の形成
これらの変化は，卵巣のエキス以外の別の物質を注射しても同様の変化を起こすことが明らかとなった．この3つの病理変化はストレスの客観的指標となり，一般適応症候群の概念を発表した．
図1に示すごとく，何らかのストレッサーが加わって起きる生体反応を警告反応期，一般適応反応期，疲弊期の3期に分け，これらを総合して一般適応症候群と呼んでいる．

1）警告反応期 (stage of alarm reaction)
生体は，突然ストレスにさらされると一時的なショック状態となり，体温は低下し，血圧も低下し，血糖値も下がる．しかし，しばらくするとそのショック状態から立ち直り，体温は上昇し，血圧も上がり，血糖値も上昇する．

2）一般適応反応期 (stage of general adaptation responce)
生体に有害な刺激がさらに続くと，初期の警告反応期から積極的な抵抗期へ

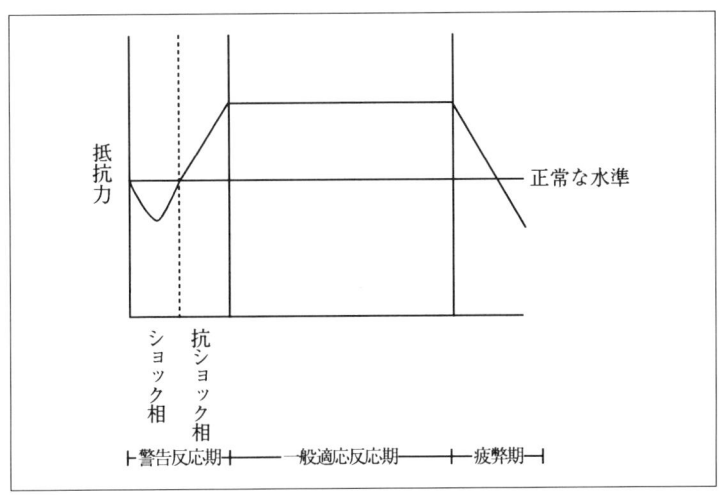

図1　一般適応症候群

と移る．この時期はストレッサーと生体との間にバランスがとれた時期といえる．

3) 疲弊期（stage of exhaustion）

ストレス状態がさらに長く続くと，生体内は適応状態を維持できなくなり，破綻をきたす．生体の反応としては，警告期でみられたショック相と同様に血圧，体温，血糖値は再び低下するようになり，そのまま放置しておけば死んでしまう．

一般適応症候群では，視床下部，下垂体，副腎皮質機能軸がその中心にあり，ストレッサーが加わった場合にそれぞれに活性化が起こる．しかし視床下部への first mediator の実体はいまだに明らかにされていない．

C．シュールの自我の生理学的退行理論

シュールは，人間は発達するに従い，思考や感情といった自我の適応機能が身体との密接な関連のなかで発達し，自我が感情と思考の前段階へ退行するとき身体化が生じるとした．すなわち，ストレスにさらされたとき自我の防衛機能がうまく働かず，無意識的葛藤が活性化されると，ストレス反応に対する身体化が起こり，病気が生じる．これは，自我心理学的な発達をふまえた心身症理論といえよう．

D．ドイチュの器官言語

ドイチュは，心身症状は本能欲求の象徴的表現であるとし，持続的なエネルギーのうっ滞を発散させる転換現象の過程が病態化すると，特定の器官に衝動エネルギーが過剰に備給され，症状発現すると述べた．

E．アレキサンダーの自律神経反応理論

アレキサンダーは，対人関係のストレスが加わったとき，衝動の適切な表現が抑制されると常に慢性的な情動の緊張状態が生じ，自律神経機能に持続的な影響を及ぼす自律神経症という概念を提唱した（図2）．

自律神経症では，情動状態に対して副交感神経系と交感神経系の2種類の自

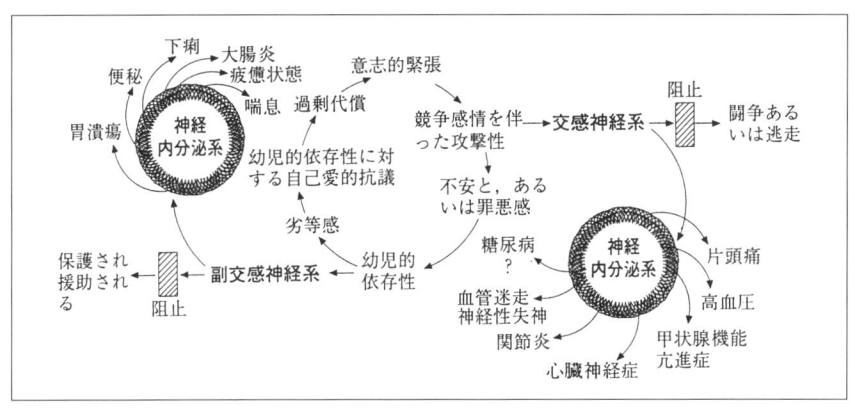

図2　Alexanderの自律神経反応論

律神経反応を考えた．すなわち，保護されたいとか，援助されたいとかいう衝動が阻止されると，副交感神経系の過剰亢進となり，胃潰瘍や喘息を起こす．一方，攻撃性の衝動が阻止されると交感神経系の過剰亢進となり，高血圧や心臓神経症を引き起こす．

　小児期からの保護されたい受身的な願望や攻撃的な独立志向の願望が十分に満たされず，阻害された体験が心身症を発生させると考えられ，代表疾患として，潰瘍性大腸炎，甲状腺機能亢進症，関節リウマチ，気管支喘息，神経性皮膚炎，本態性高血圧症，消化性潰瘍の7つをあげている．

F．情動生理学的実験の系譜

　小此木は，情動生理学的な実験の主なものを表1のように要約し，この表中のウィットコーアー，グリンカー，エンジェル，アレキサンダーらはいずれも精神分析的知識を有していることを指摘している．これらは，実験的ストレス研究であるが，"心"の観察眼の重要性が根底にあり，"心身"に接近する際，"身"とともに"心"をよく見つめている必要があるとしている．

表1　情動生理学的実験の系譜（小此木 1976）

1	ストレス面接による生理学的変化	ウォルフ ウィットコーアーら
2	ストレス生活状況 ①実験的恐怖・怒り状況 ②ショック光景の実験 ③試験前学生	グリンカー ①ファンカースタイン ②サミュエルとブランチ ③ウィットコーアー
3	胃瘻その他外科手術観察	ウォルフ エンジェル
4	催眠暗示による生理的変化	ハイリッヒ，オフ
5	ドラマ・フィルムによる要素的な情動ストレスの構成	アレキサンダー

　ストレス研究の今後の課題としては，小此木が指摘するごとく，心身相関理論の解明に実験的，客観的データを直接的に心身症患者にあてはめることは慎むべきであり，精神分析的理解も考慮していくことが重要であると考えられる。

<　文　　献　>

1) 長谷川和夫：ストレスと精神病. 医学のあゆみ 125：402-406, 1982.
2) 小林　司：ストレスと心身相関についての考え方の歴史. 医学のあゆみ 125：304-309, 1982.
3) 菊池長徳, 石川　中：ストレスと動脈硬化. Geriat. Med. 19：377-382, 1981.
4) 篠田知璋：タイプA行動パターン. 心身症診療 1, 42-45, 六法出版, 1983.
5) 筒井末春, 中野弘一：心身医学入門. 11-33, 南山堂, 1987.
6) 小此木啓吾：精神分析の臨床的課題. 161-164, 金剛出版, 1985.
7) 田中正敏：ストレスの科学と健康. 7-18, 朝倉書店, 1986.

2. ライフサイクルからみた青・壮年期患者

　消化器科にはいろいろな年代の患者が訪れるが老年期と並んで青年期や壮年期のいわゆる働き盛りの患者と接する機会は多い．全人的医療を実践していくうえで，これらの年代層のライフサイクル上の心的課題を理解しておくことは有用である．ここでは青年期，壮年期に焦点を当ててその心理背景を概説する．

A．青年期の概要

　10代後半から20代にかけては大学に入学したり仕事に就職し，初めて家から離れて生活することを経験する年代である．心理的発達においても独立を望み，社会生活に適応できるか試される時期である．多くの試練に遭遇し，自分が一人で独立するには時期的にまだ不適当であると感じたり，両親が心配して家庭に連れ戻そうとしたりすることもしばしば経験される．独立心が増大するということは，親子の絆に対する挑戦でもあり得る．自分の身の保証については自分で責任を持つという意識は必要不可欠である．生物学的には発達のピークに達しており，社会的にはまだ未発達である点でギャップが生じやすい．
　エリクソンは心理・社会的葛藤は特にこの青年期に起こりやすく，失敗や成功の土台は青年期における個人の環境に起因することが多いことを指摘している．アイデンティティがしっかりと確立されたものは，恋愛関係や友人関係，あるいは職場の人間関係などの対人関係において何らかの問題が生じても混乱

することなく何とか乗り越えられる．

　青年期の間に職業や結婚相手を探し求め，仲間を選択したり新しい家族をスタートさせることはきわめて重要な課題である．人との交流が少なくなると，物事を自分なりに吸収したり，進歩のない自己満足だけで終えてしまう可能性があり，自己形成が部分的にもろいものとなる．ユングは「個別化」の課題として，それぞれが自分自身の長所や短所を理解し，個々の特徴となるような部分を受け入れ，それをこの時期に学び取ることであるとしている．個別化に失敗すると過剰適応や社会のノルマにただ機械的に従うだけの人間になってしまう可能性を指摘している．

　30代では自分が本当に望んだ選択であったか自問自答するようになる．自己選択が正しいものであると再肯定して順調に人生を歩んでいくものがいる一方で，自己選択を否定して，不安や抑うつといった精神症状を呈することがあるものもいる．

B．青年期と職業

　青年期における職業選択は社会階級，性別により違いが出てくる．たとえば一般にブルーカラーの職種は高卒者に多く，ホワイトカラーの職種は大卒者のほうが多いという事実がある．また，女性では20代で大きく二つのタイプに分けることができる．生活の大部分を仕事に置き，家庭は二の次とするタイプで，もう一つは家族優先型で仕事を第二に置くタイプである．特に結婚していたり子供がいると仕事を続けていくことは深刻な問題となる．その点，男性では夫としての役割や父親としての役割があまり期待されていない．20代の夫婦は半数以上が共働きしているといわれ，雇用者側は労働者側の家庭状況もよく理解し，フレキシブルな労働時間やパートの導入なども十分考慮しておかないと，知らずに労働者の家族のストレスを高めてしまうことがある．

　仕事に対する適応が良好の場合は想像力も豊かになり，職場の人間関係も良

好となり自尊心も高まる．一般に仕事の適応状態に給与が多いか少ないかはあまり大きな影響を与えないようである．すなわち，収入が多くても仕事の内容に不満を抱いていれば不適応を起こすであろうし，反対に給与が少なくても仕事に対して本質的に満足していれば長く適応していくであろう．仕事に不適応を起こすと，仕事に不満をぶつけたり，自尊心が低下して怒りがこみ上げてくる．職場の不適応の兆候は配置転換や欠勤，仕事のミスを契機に生じやすい．青年期において職を失うことは大変大きな問題である．収入が減少し精神的にも身体的にもその影響は大きい．たとえば，アルコール中毒，家族内暴力，自殺，精神病の発症などの種々の問題が失業により生じてくる．青年期のアイデンティティの確立に職業は密接に関与しているために，職を失うことは個人のアイデンティティの崩壊に等しい．青年期ではこの挫折体験を乗り越えるか否かが個人の将来像を大きく左右する．

C．結　　婚

　20代の半ばで青年期の多くが結婚する．年々結婚をするものの割合が低下し，離婚する割合が増加している．とはいえ，離婚してもその多くが再婚していることから結婚は異性の理解を深めたり，文化を継承したり，対人関係を維持するうえで重要な課題であるといえよう．結婚するには社会的理由，感情的理由，経済的理由などいろいろな理由が含まれている．たとえば，幼年期に両親との接触が十分に満たされなかったために，理想的な両親像を求めて配偶者を捜す場合もあるし，不幸な生活から脱却するために自分を救ってくれる相手を求めて配偶者を捜す場合もある．したがって，結婚した相手に対して過剰に理想化すると現実とのギャップから結婚生活に危機をもたらす可能性もある．かつて我が国の家族は祖父母や父母，兄弟夫婦が同居するような大家族が多かったため，結婚に絡んだ問題が生じた場合には，たいてい相談相手がいて家族内で解決していたが，最近は核家族化が進み，それもなかなか難しくなって

きている．

　30代になるとほとんどのものが家庭を持ち，いろいろな親子の問題や子供の養育費などの経済的問題も生じてくる．一般に男性は家庭よりも仕事のほうに力を注ぎ，女性は妻として，母親としての役割があるために家庭の中でアイデンティティを保ち続ける．しかし，時代の流れとともに女性が社会に進出するようになってからはこの役割分担も変化してきている．30代の後半になれば子供も少しずつ手が掛からなくなるようになり女性たちは再び仕事を持つようになる．

D．壮年期（中年期）の背景

　中年期は精神的にも経済的にも安定して人生の中では最も充実した時期であり，青年期の後半から中年期にかけては過去においてそれほど問題とされることは少なかった．しかしながら，最近の発達心理学的研究から，中年期は人生において大きな変化をきたし，新しい心と体における発達課題を課せられるライフステージであることが明らかにされた．ユングは人生を1日とするならば，中年期は人生の正午であると例えている．すなわち，昼間は1日のうちで一番活動的であり安全であり明るいが，日はやがて沈み暗い夜を迎えるが人生も同じ事で，もっとも活動的である中年期を過ぎれば徐々に衰退し，やがて死を迎えるのであるとしている．また，ニューガーテンは中年期を迎えるまでは「生まれてからどれくらいたったか」という時間的観測から中年期以降は「死ぬまでに後どれくらいか」という時間的観測に変わり，このような変化も身体の脆弱性や死の現実的接近に直面することと深く関わっているとしている．この年代では今までの発達してきた過程を何度か振り返り将来に向かっての再決定を下す時期として特徴づけられている．

E．中年期における身体的変化の特徴

　40歳の半ばを過ぎると髪にも白いものも見え始め，皮膚の張りも衰え，目の調節力の低下や性的能力の低下が少しずつ目立つようになってくる．また，この年代には生活習慣病や悪性腫瘍に罹患する率も上昇し，医療機関を訪れる機会が増えるようになる．

　壮年期は生物学的にも，生理的にも機能が徐々に低下し始めて，女性においてはいわゆる更年期の時期として特徴づけられる．女性では40代から50代初めまでに閉経する．ベーニースらは更年期を迎えた女性の多くは閉経は悲しむべき出来事としているが，妊娠の心配もなくなり，煩わしさからも解放されて気分的に楽であると感じている女性も多数いることを指摘している．更年期では女性ホルモンの変化により，顔のほてりやのぼせ感，頭重感といった身体症状や不安抑うつなどの精神症状が出現することがある．知的能力も中年期を境に，記憶力などが徐々に低下するといわれている．いわゆる「ど忘れ」が多くなるのもこの時期からである．

　日常生活において自分自身は健康体であると自覚していても会社の健康診断を受けると何らかの慢性疾患が見つかるようになり，自己の身体に対する過信が崩壊することもしばしば経験される．また，友人や両親などの死と対面する機会も増えて「死」が自分にとっては無縁なものではないことを体験するようになる．

　以上の身体における老化の現れや，知的機能の低下あるいは死の現実的な接近は徐々に身体の脆弱性を受け入れていけば個々においては，それほど深刻な事ではないかもしれない．いずれ老年を迎える第一歩であると同時に青年期の延長線でもあるからである．身体の脆弱性を受け入れようとしなかったり，逆に過度に注意を向けても，いずれ身体面や精神面の不全をきたすようになる．

　中年期においては，環境の関わり方も年相応に変化させていく必要がある．「年甲斐もなく」とか「いい年をして」と，中年期になると何かにチャレンジ

しようとすると周囲からは通常このような評価を受ける．30歳代までは，無限の可能性に自分を賭けてみたり，夢を追い求めることも周囲からはポジティブに受け入れられていたが，それが受け入れられ難くなる現実がある．将来の夢や理想に賭けるのではなく，現在の自己を直視し，自己の限界を知り，現実の社会に適合することを学ぶ必要がある．知的作業においても今までの新しいものをどんどん習得していくパターンから今まで蓄積された知識を応用していくパターンに換えていかないと，心身の疲労が蓄積して破綻をきたす可能性がある．

F．中年期における職場での変化

　中年期では職場においてもいろいろな変化がみられる．中年期では職場の地位も安定し部下も増えてくるが，仕事の成果については徐々に限界を感じるようになり，若いときほどの仕事に対するバイタリティは低下し始める．また，若いときと同様に仕事に情熱を傾け，成果を上げていったとしても理屈としてその分だけ若い世代の仕事のチャンスもつぶすことになり部下から反感を買う事にもなりかねないという指摘もある．職場の中では「中堅」として部下に対する指導や仕事に対する責任が増大するようになり，職場で必要とするキャパシティと自己の身体的・精神的キャパシティの格差が広がるようになる．対人関係では上司がいると同時に部下もかかえているいわゆる中間管理職であり，人間関係においては板挟み的になりやすい微妙な立場にいることもストレスのたまる要因といえよう．また，最近はコンピュータ社会といわれるように職場の中にもコンピュータが入り込みコンピュータ操作ができなければ仕事ができない現実になりつつある．若い世代ではファミコンの普及によりコンピュータに対する抵抗感はほとんどみられないが，中年期のいわゆる「おじさん世代」ではコンピュータ・アレルギーを示す人も多く，仕事に対する能力とは別の要素で焦りや挫折感を味わうことも少なくない．

中年期では，このような職場を巡る状況の変化に応じて仕事への関わり方を変えていく必要がある．それまでのような仕事に対する過剰な理想や夢を捨てて，現状に妥協し満足を見いだしていくことも必要と思われる．

3．高齢者に対する心身医学的診療のポイント

　最近は高齢化社会といわれるように，平均寿命は延び老年人口は増加の一途をたどっている．ある調査によれば，実地医家においては診療対象患者の30％以上が70歳以上の高齢者であり，年々高齢患者の割合が増加しているという．加齢とともに身体疾患の有病率は増加するが，身体ばかりだけではなく心のケアも必要な場合が増えてくる．すなわち，社会機構は複雑になり高齢であるが故に現代社会にうまく歩調を合わせられず，いろいろな形でストレスを受けている老年者も少なくない．高齢者は若年者と比べて身体症状も多彩で「老化現象」として，簡単に捉えられてしまいがちであるが，その背景として心理・社会的要因が関わっている場合が多い．

　ここでは，ライフサイクルの観点から高齢者を診療するうえでのポイントを事例を呈示しながら具体的に解説していきたい．

A．診察上の注意点

　高齢者の診察は若年者よりは時間がかかることは理解しておく．動作も緩慢で，会話の速度も遅いのでどうしても診察には時間を要する．忙しい外来診療の中では，ついついせかしてしまいがちになるが，気持ちに余裕を持たせて，患者のペースに合わせる努力をすべきである．たとえば，診察室に入ってくるときには，「狭いですけど，足元に気をつけて下さいね．」と声をかけながら，

歩行状態や動作を観察する．診察する際に衣服を脱ぐのも，自分でどの程度できるのか ADL の観察ポイントになる．

　患者さんに話しかける際には，きちんと相手の名前を呼ぶべきであり，高齢者だからといって気軽に「おじいちゃん」「おばあちゃん」と呼ぶべきではない．

　情報収集するうえでは患者以外に，家族からも話しを聞くことが重要であるが，本人の訴えと食い違いがないように確認しながら話しを聞くべきである．家族からだけの情報に注目して結局患者さん自身はほとんど話さなかったということにもなる．また，患者の中には家族の前ではなかなか話しにくいこともあるので，状況に応じて家族を一度診察室から退席してもらい本人から経過を聞く場合もある．

　耳が遠い患者さんに対しては，わかりやすく，ゆっくりとした口調で問診すべきである．患者さんの中には医師が話すことが聞こえていないにも関わらず，「はい」「はい」とうなずく患者さんもときどき見かける．高齢者の患者さんと会話を交わす際には，しっかりと目線を合わせて，ゆっくりと話しを傾聴する態度が大事である．患者さんに顔を向けずにカルテを書きながら言葉を交わしても，患者さんにとっては，正面を向いて会話をするよりも聞こえにくい．問診だけではなかなか要領が得にくい場合もあるので，身体所見をとりながら問診し，問診しながら身体所見をとる場合もある．高齢者になると短時間で要領よく訴えや，臨床経過を述べることが難しいことが多いので，触診や聴診などのスキンシップを行いながら，問題点を絞っていく技術も必要である．

B．知能の老化には特徴がある

　知能の構成要素は複雑多様で，記憶，理解，判断，計算，推理，学習能力などを含み，経験や知識に負うところも大きい．仮に要素的な能力の一部が衰退しても，学習経験や知識の蓄積でこれを補うことができれば総合的な知識は老

年期になっても保つことができるのである．また，加齢によって知能の各要素は一様に低下するわけではない．いろいろな研究から明らかになったことは，物事を新しく覚えたり，早く計算する能力は加齢とともに衰えていくが速度の要素を持つ知能効率や動作性知能は衰えやすいが，言葉の数や情報量といった知識は老化の影響はあまり受けないとされている．したがって，高齢者の日常生活の指導に当たっては，知能の老化を制御するために，衰退しにくい知識の増加につとめることが大切である．

C．精神の健康を維持する原則

　老年期は慢性疾患にかかりやすく，喪失体験も多く，痴呆状態も起こりやすいため精神面の健康障害を生じやすい．長谷川は精神の不健康を予防するポイントとして第一に仕事や遊びに没頭する体験をもつことをあげている．すなわち，この体験により人間は技術を獲得し満足感を得ることができるので，それぞれの能力に応じた仕事を続けて常に頭を使っていたり，趣味に夢中になる体験を続けることで精神的健康感を維持できるとしている．
　たとえば，著者の外来に通院する76歳の女性患者は読書が何よりもの楽しみで，毎回外来では読んだ本の感想を述べる．特に，西村京太郎の推理小説が好きであるという．もともとは高血圧症の患者さんであるが，表情が豊かで生き生きとしてみえる．第二は生活の場を広くすることがポイントである．仕事や趣味を通してできるだけ環境を広げる努力をすることである．若いときには家庭内だけではなく職場の中や学校の中で自由に人と交流を持ち，いろいろと行動範囲を広げることができたが，高齢者では行動範囲も狭くなり，家の中だけの社会となり心理的縄張りが狭小化する．
　したがって高齢者に対して自分の縄張りを広げるように指導すべきであり，家の中に閉じこもり家庭内の些細なことで悩むよりは，家庭の外にも目を向けて老人クラブなどを大いに利用するように勧めてみる．

D．高齢者に対する検査の進め方

　できるだけ負担のかからないように検査計画を立てるのが原則である．高齢者は予備能力が低いためになるべく非侵襲的な検査を優先して，負担の大きい検査はその必要性を十分に検討したうえで行うようにする．

　検査値は高齢者では多少正常値からはずれていても「異常」と見なす必要のないことが多いが，検査データのみで判断するのではなく目の前の患者の容態がいつもと変わりないかをチェックする．同じ異常値でも以前のデータと比較してみることが大切である．すなわち，そのデータが固定した異常値なのか改善中か，あるいは増悪傾向であるかを把握するには過去のデータが必要である．

　高齢者に限られたことではないが，行った検査は必ず患者さんに対して還元性がなければならない．いかに最新で高価な検査であっても，得られたデータが治療や診断に十分に役に立つものでなければ，身体的にも経済的にもむしろ患者さんの負担を増やすだけであろう．

E．高齢者への薬物療法

　高齢者は他の病院あるいは同一病院でも他科で処方されている場合が多い．以前，著者が経験した事例は，ふらつきを訴えて心療内科を受診した75歳の女性で，ふらつき以外にもいろいろな訴えがあった．訴えが多くて心気傾向があるために，いろいろな診療科を受診しており，それぞれの科から重複して抗不安薬が処方されていることが明らかになった．患者さん自身は何の薬か十分理解せず服用しており，ふらつきの原因が抗不安薬の過剰服用であることが判

明した．

　高齢者に対して，新たに薬物を処方する際には，現在服用中の薬剤を十分に把握しておく必要がある．問診だけでは不確かな情報なので，とりあえずは服用中の薬はすべて持参してもらい，薬物の副作用，相互作用は必ずチェックすべきである．また，疾患や病状によっても異なるが，原則的には副作用や相互作用が十分に解明されている，ポピュラーな薬物を投与しておく方が無難である．

　薬物量は各臓器の生理的機能低下や体内分布の変化を考えて，若年者の約半分の量で開始するのが適当であるとされている．もちろん状況により若年者と同等の量が必要とされる場合があるが，投与量はなるべく少な目にすることを頭に入れておく．

　薬物により1日の服薬回数は異なるため，数種類処方されている場合は服用法をわかりやすく繰り返し説明する．きちんと服薬しているか家族から確認することも必要である．

　著者が以前経験した事例は，朝のみ服用する降圧剤を，胃腸薬と合わせて3回服用していた場合や，睡眠薬を3回服用していたケースがあった．

F．高齢者の心身医学

　はじめに述べたように，ライフサイクルにおいて老年期は多くの心理・社会的ストレスにさらされる機会が多い．高齢者にみられる心身症には，その他の年代と比較して次のような特徴がみられやすい．

　まず，高齢者ではわずかなストレスでも敏感に反応して身体症状が現れる．もちろん，老年期では，対象喪失や環境変化など大きなストレスに遭遇しやすいが，些細なことでもいつまでも気にするようになり，やがてそれが大きなストレスに発展することが経験される．また，加齢に伴い生体の機能低下があるために容易に身体面，精神面の障害を引き起こす．たとえば，感冒で2～3日

寝込んだだけでも，痴呆症状が現れたり，脱水症状を引き起こしてしまう．身体疾患の罹患を契機に精神的不安定をきたしやすい．高齢者は何らかの慢性疾患に罹患していることが多く，肉体的苦痛から不安や抑うつ状態になりやすい．

さらに，高齢者では，悪性腫瘍や心疾患，脳血管障害などの重大な身体疾患を精神的自覚症状として訴えることがある．特にうつ状態として高齢者が受診した場合には，注意を要する．

ライフサイクルのうえで老年期は，多くの喪失体験をする．配偶者や親密な友人，兄弟との死別は心理的な支えを失うことであり，自らが死に対してより敏感になる時期でもある．高齢者で心気的な患者さんが多いのも，このことが関係するかもしれない．エリクソンによれば，老年期における独自の発達課題は自我の完全性と絶望を乗り越えることであり，この発達課題を乗り越えられない場合に心理的危機を迎えるとしている．この心理的危機が身体化した場合に心身症の病像を呈することになる．

72歳の女性Aさんは食欲低下，不眠，気力の減退を主訴に内科から心療内科に紹介されてきた．よく話しを聞いてみると，もともとは病院には無縁なほど健康であったが，1年前に御主人を食道癌で亡くされた．その2ヵ月後に自分も脳梗塞で入院することになってしまった．幸い大きな後遺症を残すことなく，1ヵ月ほどで退院した．その後，息子夫婦がAさん1人で暮らすのは心配であるということで，息子夫婦の家に引っ越すこととなった．引っ越しをした1ヵ月後より頭がボーとする，食欲がないと訴えるようになり近医内科に再入院となった．検査をしても特に異常は見つからずに心療内科を紹介された．結局，心療内科的アプローチの目的で入院としたが，不安が非常に強く，心身ともに疲労が蓄積した状態であることがわかった．

気丈であったAさんは約1年間のうちに配偶者の死，自己の病気，引っ越し，新しい家族との生活，と老年期特有の心理・社会的ストレスを続けて経験したわけである．入院後のAさんは点滴が嫌だとか，家に帰りたいと主治医を困らせるような発言や行動が多かったが，今まで甘えることのできなかった自分を入院生活の中で表出していると考えられた．結局3週間，根気強く治療を続けていくうちにAさんの不安で一杯だった表情はおだやかになり，無事に退院となり外来で治療を続けている．

まとめ

　著者はこれまで15年間大学病院の心療内科の枠で外来患者さんの対応をしてきたが，平成11年5月で大学は退職し，6月より実家の内科診療所で外来診療を行っている．そこはほとんどが高齢の患者さんで，毎日理学療法に通ったり，血圧を測りに来たりしている．患者さん同士で会話を楽しみ，看護婦さんや事務員とも気楽に会話を交わしている．その中で高齢者のわずかな変化に最初に気がつくのは医師である私よりも，「最近Bさんは元気がない」とか「Cさんは以前よりやせたみたいだ」と伝えてくれる診療所のスタッフや患者さんである．高齢者の対応に当たっては治療スタッフの役割がより重要であると思われた．

<文　　献>

1) 長谷川和夫：精神老化とその制御. 日本老年医誌 17：284-287, 1980.
2) 長谷川和夫：老化の概念. (長谷川和夫・下山徳爾編), 老年心理学, pp 3-20, 岩崎学術出版, 東京, 1977.
3) 芝山幸久, 筒井末春：老年者の精神障害－その診断と対策－, 心身症. Geriat. Med 25：1169-1172, 1987.
4) 井　益雄：高齢患者に対する検査の進め方. JIM 4：974-975, 1994.
5) 三宅貴夫：高齢患者の薬物療法. JIM 4：976-977, 1994.

4. 消化器科診療とライフストレス

A. 大きなストレスとライフストレス

　「ストレス」という言葉を最初に医学領域に導入したのは生理学者のキャノンであるといわれている．現代はストレスという用語は医学領域のみならず社会一般に広く用いられている．もともとストレスの語源は工学や物理学の用語であったといわれており，外から力を加えられたときに生じる物体の「歪み」を意味する．生体に当てはめてみると，何らかの刺激が生体に加えられた際に生じる歪みがストレスということになる．この刺激に相応する言葉はストレッサーであり，厳密にはストレスとストレッサーは区別される．
　ストレッサーの種類には心理的ストレッサー，社会的ストレッサー，生物的ストレッサー，物理的ストレッサーなどがあるが日常生活において厳密に区別することは難しいし，そのストレッサーが大きいか小さいかを決めるのも個々の捉え方によりさまざまなので困難である．たとえば，通勤や通学時の朝のラッシュも毎日経験している人であれば，それなりにストレスではあるが大きいストレッサーとはいえない．一方，初めて通勤，通学する人にとってはストレスも大きく，パニック障害患者ではかなり大きなストレッサーであろう．混んだ電車ではなくても，電車に乗ることすらも大きなストレッサーと感じる乗り物恐怖の患者も臨床の場で時に遭遇する．
　すなわち大きなストレスでも人によってはそれほどストレスと思ってないこともあるし，反対に日常的なライフストレスでも人によっては大きなストレス

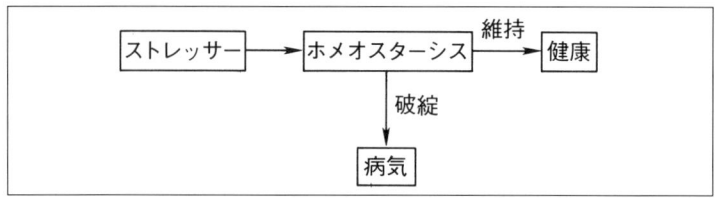

図3　ストレッサーとホメオスターシス

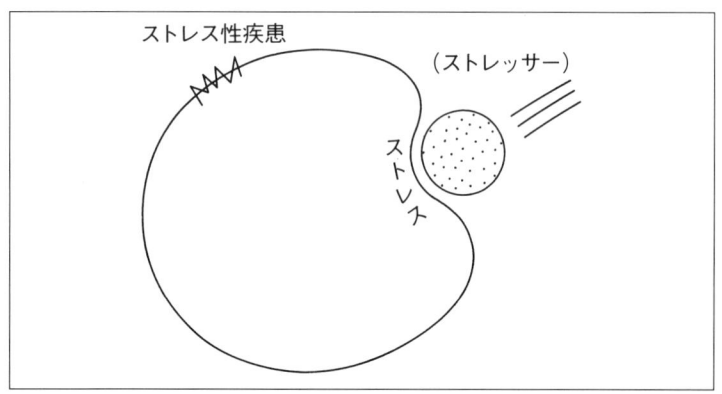

図4　ストレッサーとストレス

であり，時には疾病へと発展することもあり得る．

　生体ではストレッサーにさらされたときにさまざまな反応をしてそのストレッサーに適応していこうとする．この一定の状態を保つ生体の営みがいわゆるホメオスターシスであり，ホメオスターシスが破綻した状態が病気ということになる（**図3**）．日常生活において，われわれは絶えずさまざまなストレッサーにさらされておりストレス反応のない生活はあり得ない．ストレッサーに何の反応も示さないとしたらそれは死を意味するといっても過言ではない．そのストレッサーが過度であったり，不適切であったりするとホメオスターシスが破綻し問題となる．

　図4に示したように，ボールに石がぶつかった場合を例えると，石に相当するのがストレッサーでボールに生じた歪みがストレスに相当するといえよう．この石が大きかったり，速い速度でぶつかったり，あるいは多くの石がぶつか

ればそれだけ，歪みは大きく（すなわちストレスが大きく）なる．歪みが大きすぎてボールがパンクしたとしたらこの状態がストレス性疾患である．また，小さい石でも絶えずボールの同じ場所にぶつかっていたとすると，やがてボールは傷んでパンクすることがあり，この小石に相当するのがライフストレスである．

それではこのボールをパンクさせないようにするにはどのような手段があるか．この手段に相当することがストレスマネージメントであり，次のような方法が考えられる．①大きな石であれば，もう少し小さくなるように削る，②ボールに当たる速さの調節をする，③当たる石の数を減らす，などの方法がある．時には，④ボールの空気を抜いてみたり，⑤割れないように丈夫なボールに換えることも有用である．依頼原稿を抱えストレス状況下にある筆者を具体例としてそれぞれ対応させるならば，①依頼原稿の枚数を減らしてもらう，②投稿締め切りを延ばしてもらう，③ほかからの執筆依頼を断る，④休暇をとる，⑤医局員に執筆を代わってもらう，ということになろうか．

B．病気の治療に必要な制限がストレスとならないために

病気の治療の目的で生活習慣の修正を指導することは重要であるが，それがマニュアル的な指導のみでは，治療効果につながらないばかりかストレスとなり，病気を悪化させてしまうことさえある．ここで，筆者がかつて経験した消化性潰瘍の症例を紹介する．50歳代の男性で心窩部痛で来院し，内視鏡検査の結果，胃角部に大きな open ulcer を認めた．最近退職して家で暇をもてあまし，毎日タバコを60本近く吸っていたという．主治医（筆者の指導医）は患者の妻を呼んで，胃潰瘍になった原因の一つにヘビースモーカーがあるため今日からでも禁煙するように伝えた．妻は患者からタバコを取り上げ，1本も吸わせないようにしたという．約1ヵ月後に内視鏡検査で確認したところ，もとの潰瘍は改善傾向にあったが，新たにもう一つの潰瘍が発生しているのを認

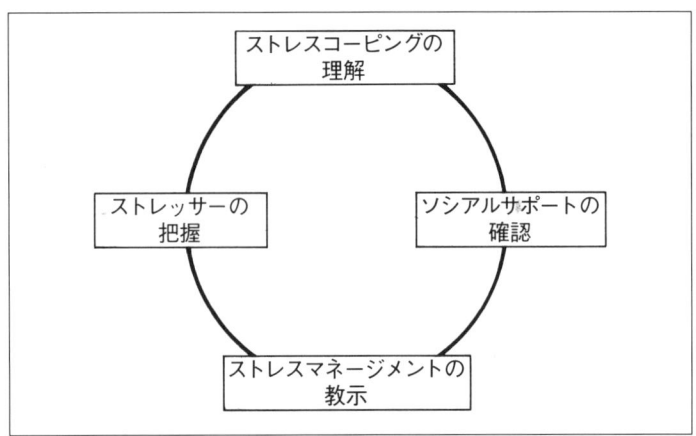

図5 ストレス性疾患の本質的な治療

めた．突然の禁煙自体が患者においてはストレッサーであったわけである．

　すなわち，各リスクファクタをやみくもになくそうとするのではなく，より健全な方向に修正することのほうが重要である．たとえば，仕事がオーバーワークでいらいらすることが多いためタバコの本数が増えてしまい，帰宅も遅くなるために食事時間も非常に不規則で，その生活が数ヵ月続いたことで消化性潰瘍が発生した患者がいたとする．この患者に対するアプローチとしては禁煙を勧め，食事を規則的に摂らせるだけの指導ではコーピングスタイルの修正にはならないのである．仕事中心の生活にならざるを得ない本質的な理由はどこにあるのか（ストレスコーピングの理解），職場以外にストレス要因はないか（ストレッサーの把握），ストレスを緩和させたり，発散させる方法はないか（ストレスマネージメントの教示），仕事量や時間の調整に関して上司や同僚が協力的か（ソシアルサポートの確認）などを時間をかけて介入していくことが本質的な治療と思われる（図5）．

C. 病気とストレス反応

　いかなる病気でも，重症であればもちろんのこと軽症であっても一つのストレッサーとなりうる．たとえば感冒でも，発熱，咳，全身倦怠感，食欲不振などの自覚症状により日常生活に支障をきたし，職場を休んだとしたら仕事にも支障をきたすことにもなる．なかには，感冒で休みがちになってから意欲の低下をきたして出社困難になるケースもある．また，心理的ストレスの強さが感冒の感染率や臨床症状の発現頻度と相関しているという報告もある．

　生活習慣病の高血圧症も食事や仕事に制限が加えられたり，定期的に医療機関を訪れることで日常生活に制限が加えられる．また，服薬が開始される際に患者から「一生，薬を飲み続けなければいけないのでしょうか」と尋ねられることがしばしばあり，薬の服用もライフストレスといえる．「白衣高血圧」といわれるように医療機関に受診し，医師の診察を受けることがストレスとなり血圧が不安定なケースも時に経験する．

　過敏性腸症候群では，突然に起こる腹痛を伴う下痢が特徴で，特に朝の通勤や通学時に起こりやすく，時には授業中や接客時などにも起こることがある．過敏性腸症候群の病態は心理・社会的要因が発症や難治化に関与していることが従来より知られており，消化器心身症の代表疾患として理解されている．慢性化した過敏性腸症候群患者においては，便通障害自体がライフストレスになっている場合が多く，行動様式においては攻撃性が高く，QOLにおいては広範に障害を認める報告もある．

　何らかの病気にかかったとき，その人自身がストレス状態にあることはこれまで述べてきたとおりであるが，患者の家族のストレスについても配慮すべきである．家族の誰かが病気になれば，病気に対する不安，経済的不安，看病の心身疲労，悪性腫瘍の告知の問題などほかにも多くの心理社会的問題が生じる．

　たとえば家族の一人が糖尿病や高血圧のため食事療法をしている場合，食事の献立や食事時間，外食など患者以外の家族は食事一つにしても注意を払う必

要があり,患者に気を配ること自体がライフストレスとなりうる.

　心療内科でみる機会の多い疾病の一つに神経性食欲不振症がある.若い女性が圧倒的に多く,最近では小学生のケースも経験している.本症の受診動機を調べてみると,患者本人が低栄養状態で危機感を持って自ら進んで受診するというよりは,家族が対応に困り果て疲労困憊して来院する場合が多い.家族のストレスが強い場合には,家族にも治療者を付けて治療介入することさえある.また,神経性食欲不振症の患者を入院させる目的として低栄養の改善や,身体的精査,食習慣の修正などがあるが,もう一つの重要な目的として家族のストレス状態の回避がある.緊張状態の高まった家族に対して一時的な環境調整をすることにより家族の不安や抑うつが軽減され,患者自身も緊張が緩和され安心して食事が摂れるようになることも少なくない.

<文　　献>

1) 田中正敏:2.ストレスの概念と研究の歴史.河野友信,田中正敏編:ストレスの科学と健康.7-18,朝倉書店,東京,1986.
2) 芝山幸久,筒井末春:消化性潰瘍.臨床消化器内科 13:1727-1734, 1998.
3) 上原　聡,並木正義:消化器領域におけるうつの実態と留意点.心身医 33:112-116, 1993.
4) Drossman DA : Psychosocial factors in the care of patients with gastrointestinal disease. Textbook of gastroentrology, JB Lippincott, Philadelphia, 1991.

(芝山幸久:疾患に関連するライフイベントとライフストレス.総合臨牀 48:1532-1535, 1999.)

5. 消化器科でも使える質問紙法心理テスト (その1) うつ,不安,摂食障害

　消化器科診療において,患者の不安,抑うつなどの心理的評価を行っていくことは,診断や治療を円滑にしていくうえで必要である.しかしながら,精神症状を適確に把握していくことは,豊富な臨床経験とある程度の技術を要する.また,多忙な診療のなかで,心理面の評価をしていくことは,時間的にも困難な場合が多い.そこで,心理的評価のストラテジーとして質問紙法心理テストを活用していくことは有用と思われる.ここでは,うつの質問票,不安の質問票および摂食障害に関する質問票を紹介し概説する.

A. うつの質問票

1) SRQ-D

　Self-Rating Questionnaire for Depression (SRQ-D) は内科領域における軽症うつ,いわゆる仮面うつ病の発見を容易にするために阿部,筒井[1]によって作成された抑うつ評定法である.質問項目は18項目からなり,内訳は「身体がだるく疲れやすいですか」などの身体症状の質問が6項目(質問1,7,11,13,14,17),「最近気が沈んだり気が重くなることがありますか」などの精神症状の質問6項目(質問3,5,9,15,16,18)に,うつ状態とは無関係な質問6項目(質問2,4,6,8,10,12)が加えられている.

　各質問に対して「はい」,「いいえ」のいずれかに回答させ,「はい」の場合

にはさらに「ときどき」,「しばしば」,「常に」のいずれかを選択させる．3点評価尺度を用いて「いいえ」を0点,「ときどき」を1点,「しばしば」を2点,「常に」を3点として計算する．うつ状態に無関係な質問項目は加算せず，最低得点0点，最高得点36点となる．判定基準は10点以下は問題なし，11〜15点は境界域，16点以上は仮面うつ病の疑いありと判定する．

開発の経緯が身体症状からうつの診断に近づこうという目的があり，菊地[7]は開業医の立場から内科診療の中でうつ病を早期に発見し，治療していくうえでSRQ-Dの有用性を強調している．一般診療科の中で，身体的愁訴を主訴として訪れるうつ病患者のスクリーニングに適していると思われる（**表2**）．

2) SDS

Self-Rating Depression Scale（SDS）はZung[18]によって作成された抑うつ評定法である．質問項目は20項目からなり，各質問に対して「めったにない」,「ときどき」,「しばしば」,「いつも」の4段階評定で回答させる．質問項目（1, 3, 4, 7, 8, 9, 10, 13, 15, 19）は左から右に従い1点, 2点, 3点, 4点とし，質問項目（2, 5, 6, 11, 12, 14, 16, 17, 18, 20）は右から左に従い1点, 2点, 3点, 4点とする．それぞれの合計得点がSDSスコアとなる．したがって，最低は20点，最高は80点となる．所要時間は2〜3分で判定も簡単である．Zungはうつ病者の平均得点は治療前に58.4，治療後に35.4であるとし，cutting pointを40点としているが日常臨床では50〜60点以上でうつ状態であると判定している．疾病利得傾向のある患者では得点が高く出て，抑制の強い患者では得点が低く出るなどの問題点も指摘されているが[8]，一般診療科で身体的愁訴を主訴に来院した患者のうつ状態の診断の補助として，最も広く使用されている（**表3**）．

3) BDI

Beck's Depression Inventry（BDI）[2]は「悲哀感」,「自責感」,「睡眠障害」など21項目のうつ病に関する質問項目があり，それぞれが4段階に評価する．4段階の評価がSRQ-DやSDSの「しばしば」や「ときどき」のように共通した回答ではないため，やや手間がかかるかもしれない．判定は0〜13をほぼ

表2 SRQ-D

調査表　　　　　　　　　記入　年　月　日

姓名＿＿＿＿＿　年齢＿＿＿　男・女　職業＿＿＿＿

次の質問の各項目についてあてはまるところに○印をおつけ下さい．

質問	いいえ	はい			
		時々	しばしば	常に	
1．身体がだるく疲れやすいですか					
2．騒音が気になりますか					
3．最近気が沈んだり気が重くなることがありますか					
4．音楽をきいて楽しいですか					
5．朝のうち特に無気力ですか					
6．議論に熱中できますか					
7．くびすじや肩がこって仕方がないですか					
8．頭痛持ちですか					
9．眠れないで朝早く目ざめることがありますか					
10．事故やけがをしやすいですか					
11．食事がすすまず味がないですか					
12．テレビを見て楽しいですか					
13．息がつまって胸苦しくなることがありますか					
14．のどの奥に物がつかえている感じがしますか					
15．自分の人生がつまらなく感じますか					
16．仕事の能率が上がらず何をするのもおっくうですか					
17．以前にも現在と似た症状がありましたか					
18．本来は仕事熱心で几帳面ですか					

正常，14〜24を軽症から中等度のうつ病，25点以上を重症のうつ病とする．

　Schwabら[12]は一般入院患者153人に対してBDIを行い，うつ病診断に有

表3 SDS

| No. | Global Rating | 1 | 2 | 3 | 4 | 5 |

姓　名　　　　　　　　　　男　女　　　年　　月　　日検査　学　歴
所　属（職業）　　　　未既（婚）　　　年　　月　　日生　満年齢

次の質問を読んで　現在あなたの状態に　もっともあてはまる　と思われる欄に　○印をつけて下さい．すべての質問に答えて下さい．

	ないか たまに	ときどき	かなりの あいだ	ほとんど いつも	評価点
1．気が沈んで憂うつだ	1	2	3	4	
2．朝がたは　いちばん気分がよい	4	3	2	1	
3．泣いたり，泣きたくなる	1	2	3	4	
4．夜よく眠れない	1	2	3	4	
5．食欲は　ふつうだ	4	3	2	1	
6．まだ性欲がある（独身者の場合）異性に対する関心がある	4	3	2	1	
7．やせてきたことに　気がつく	1	2	3	4	
8．便秘している	1	2	3	4	
9．ふだんよりも　動悸がする	1	2	3	4	
10．何となく　疲れる	1	2	3	4	
11．気持ちは　いつもさっぱりしている	4	3	2	1	
12．いつもとかわりなく　仕事をやれる	4	3	2	1	
13．落ち着かず，じっとしていられない	1	2	3	4	
14．将来に　希望がある	4	3	2	1	
15．いつもより　いらいらする	1	2	3	4	
16．たやすく　決断できる	4	3	2	1	
17．役に立つ，働ける人間だと思う	4	3	2	1	
18．生活は　かなり充実している	4	3	2	1	
19．自分が死んだほうが　ほかの者は楽に暮らせると思う	1	2	3	4	
20．日頃していることに　満足している	4	3	2	1	
				粗　点	

効であることを認め cutting point を10点とし，17点以上ではしばしば他の精神障害の診断が与えられることを指摘している．一方，岡部[10]はBDIは他のうつ病の心理測定などとも高い相関を示し，他の測定法の多くがうつ状態の一般の測定であるのに比べ，これはうつ病の鑑別診断としてもある程度有効性

表4 BDIの一部

氏　名　　　　　　　　年　齢　　　歳（男・女）職　業　　　　　年　　月　　日施行
＜記入の仕方＞
ここには21の質問項目があります。それぞれの項目にいく通りかの言葉があげてあります。その中から，あなたが今自分にぴったり合うと思われるものをひとつ選び，その番号にマルをつけてください。あまり深く考えずに感じたままのものを選んでください。

A　悲　哀　感
0　ふだん悲しくなることはない。
1　時には気がふさいだり悲しくなったりする。
2a　いつも気がふさいだり悲しくなったりして元気が出ない。
2b　とてもつらくて不幸なので苦痛である。
3　とてもつらくて不幸なので，もう苦痛に耐えられない。

B　悲　　観
0　将来に特に悲観したり失望したりしない。
1　時には将来に失望することもある。
2a　将来に何の希望もない。
2b　悩みを永久に解決できないように思う。
3　将来は絶望的であり何事もよくならないように思う。

C　失　敗　感
0　失敗するような感じはない。
1　他人より失敗が多い。
2a　やりがいのあることや何らかの意味を持っていることを成し遂げたことはほとんどない。
2b　自分の人生をふり返ってみると思い出すことは失敗ばかりである。
3　人間（親・夫・妻）として自分は完全な失格者である。

D　不　　満
0　特に不満はない。
1a　退屈していることが多い。
1b　これまでのように楽しくない。
2　もはや何からも満足は得られない。
3　何ごとにも不満である。

E　罪　悪　感
0　特に罪悪感はない。
1　時には自分は悪い，価値のない人間だと思うこともある。
2a　非常に罪悪感を感じている。
2b　このごろいつも自分は悪い，価値のない人間だと思う。
3　自分はたいへん悪い，価値のない人間だ。

F　罰を受ける感じ
0　バチがあたるような気がしない。
1　何か悪いことが私に起こりそうだ。
2　今バチがあたっている。あるいはこれからバチがあたりそうな気がする。
3a　自分は罰を受けて当然だ。
3b　自分を罰して貰いたい。

G　自　己　嫌　悪
0　自分に失望していない。
1a　自分に失望することもある。
1b　自分が好きではない。
2　自分を嫌悪している。
3　自分を憎んでいる。

H　自　責　感
0　他の人に比べて何ら悪い人間だとは思わない。
1　自分の弱さや失敗について自己批判することもある。
2　失敗すると自分を責める。
3　悪いできごとは自分のせいだ。

I　自殺する考え
0　自殺する考えはまったくない。
1　自殺を考えることはあるが実行はしようとは思わない。
2a　死んだ方がましだと思う。
2b　自分が死んだら我が家はもっと良くなるだろう。
3a　はっきりした自殺の計画をもっている。
3b　できるなら自殺してしまいたい。

J　涙もろさ
0　別に泣くことはない。
1　以前よりもよく泣く。
2　いつも泣いてばかりいて泣きやむことがない。
3　以前は泣くこともできたが，今は泣きたくても涙もでない。

K　焦　燥　感
0　イライラすることはない。
1　以前よりイライラしたり怒りやすくなった。
2　いつもイライラしている。
3　以前自分をイラだたせることに対しても今はイラ立つ力もなくなった。

L　他人の関係
0　他の人への関心をもっている。
1　以前よりも他人への関心はうすい。
2　他人への関心はうすく思いやりももてない。

があるところに意味があることを述べている（**表4**）．

B．不安の質問票

1）MAS

Manifest Anxiety Scale（MAS）は1953年Taylor[16]によって発表された．MMPI（ミネソタ多面人格目録）より50項目の顕在性不安項目を抽出し，さらに175項目の緩衝項目を加え総計225項目からなる標準タイプの不安尺度を構成した．しかしながら標準タイプのMASは質問数が多いため時間がかかり臨床場面の実用性において支障のある場合が多い．そこで，緩衝項目を除いた不安項目に回答の妥当性を評価する目的でMMPIのLie score 15項目を加えた65項目のものが阿部や高石ら[17]により改訂され，それが広く用いられている．

テスト用紙はビニール袋に封入してあり，開封せずにビニール袋の上からボールペンで直接記入する．実施方法は65項目の質問に対して「そう」か「ちがう」を回答させ，いずれとも決定できない場合のみ「どちらでもない」を選択する．男子では19～22点，女子では22～25点を中等度不安，男子で23点以上，女子で26点以上を高度不安と判定する．

MASは特性不安（普段の生活の中でいつでも感じている不安）は測定しているが状態不安（特定の状況下で生じる不安）や潜在的な不安は測定していないので，MASのみで「不安」の評価はできない．

2）STAI

State-Trate Anxiety Inventory（STAI）はSpielbergerら[14]によって作成された不安に対する質問票である．状態不安と特性不安を各々分けて評価できるようになっている．質問項目はそれぞれ20項目で合計40項目からなる．最初の20項目はたった今，現在の自分に当てはまる状態不安で，たとえば「緊

Ⅰ．消化器科医に必要な心身医学の知識　33

表5　STAI

自己評定問紙

(STAI from X-1)

氏名	男・女	調査日	平成	年	月	日
	満	歳	生年月日			日
職業			学歴			

やり方：下に文章がならんでいますから，読んで，それぞれの文の右に数字に○をつけて下さい。考えこまないで，今の自分の気持ちによくあうと思う所に○をつけて下さい。間紙を記入している今現在のあなたの気持ちをよく表すように，この質問紙を記入して下さい。

　　　　　　　　　　　　　　　　　　　　　　全くちがう　いくらか　まあそうだ　その通りだ

1. 気分が落ちついている ……………………… 1　2　3　4
2. 安心している ………………………………… 1　2　3　4
3. 緊張している ………………………………… 1　2　3　4
4. くよくよしている …………………………… 1　2　3　4
5. 気楽だ ………………………………………… 1　2　3　4
6. 気が動転している …………………………… 1　2　3　4
7. 何か悪いことが起こりはしないかと心配だ … 1　2　3　4
8. 気が休まっている …………………………… 1　2　3　4
9. 何か気がかりだ ……………………………… 1　2　3　4
10. 気分がよい …………………………………… 1　2　3　4
11. 自信がある …………………………………… 1　2　3　4
12. 神経質になっている ………………………… 1　2　3　4
13. 気がピンと張りつめている ………………… 1　2　3　4
14. 気がいらだっている ………………………… 1　2　3　4
15. くつろいだ気持ちだ ………………………… 1　2　3　4
16. 満ち足りた気分だ …………………………… 1　2　3　4
17. 心配がある …………………………………… 1　2　3　4
18. 非常に興奮して，体が震えるような感じがする … 1　2　3　4
19. 何かうれしい気分だ ………………………… 1　2　3　4
20. 気分がよい …………………………………… 1　2　3　4

(STAI from X-2)

やり方：下に文章が並んでいますから，読んで，こんどはあなたのふだんの気持ちをよく表すように，右の数字に○をつけて下さい。あまり考えこまないで，ふだん感じている通りにつけて下さい。

　　　　　　　　　　　　　　　　　　　　　　ほとんどない　ときたま　しばしば　しょっちゅう

21. 気分がよい …………………………………… 1　2　3　4
22. 疲れやすい …………………………………… 1　2　3　4
23. 泣きたい気持ちになる ……………………… 1　2　3　4
24. 他の人のように幸せだったらと思う ……… 1　2　3　4
25. すぐに心が決まらずチャンスを失い易い … 1　2　3　4
26. 心が休まっている …………………………… 1　2　3　4
27. 落ちついて，冷静で，あせってない ……… 1　2　3　4
28. 問題が後から後から出てきて，どうしようもないと感じる … 1　2　3　4
29. つまらないことを心配しすぎる …………… 1　2　3　4
30. 幸せな気持ちになる ………………………… 1　2　3　4
31. 物事を難しく考えてしまう ………………… 1　2　3　4
32. 自信がないと感じる ………………………… 1　2　3　4
33. 安心している ………………………………… 1　2　3　4
34. 危険や困難を避けて通ろうとする ………… 1　2　3　4
35. 憂うつな気分になる ………………………… 1　2　3　4
36. 満ち足りた気分だ …………………………… 1　2　3　4
37. つまらないことで頭が一杯になり，悩まされる … 1　2　3　4
38. 何かの失敗するとひどくがっかりして，そのことが頭を離れない … 1　2　3　4
39. あせらず，物事を着実に運ぶ ……………… 1　2　3　4
40. その時気になっていることを考え出すと，緊張したり，動揺したりする … 1　2　3　4

つけ落としがないかもう一度調べてみて下さい。

張している」「気が転倒している」などの質問に対して「全くちがう」「いくらか」「まあそうだ」「その通りだ」の4段階で評定する．残りの20項目は普段のいつもの自分に当てはまる特性不安で，たとえば「泣きたい気持ちになる」「自信がないと感ずる」などの質問に対して「ほとんどない」「ときたま」「しばしば」「しょっちゅう」の4段階で評価する．各々最低20点，最高80点である．

STAI は状態不安が測定できることから日常臨床で幅広く利用されている．たとえば，瀬川ら[13]は上部消化管内視鏡検査を受ける前の患者の心理状態を STAI を用いて状態不安が高いことを確認しているし，Spielberger ら[15]は一般外科で手術を受ける患者に対して手術前後に STAI を施行したところ術前で有意に状態不安が高いことを報告している．

判定は中里ら[9]の行った調査に基づけば，男性では状態不安は42点以上，特性不安は44点以上，女性では状態不安が42点以上，特性不安が45点以上で高度不安と評価する（表5）．

3）不安に関する質問票の問題点

不安も抑うつも日常でよく体験される生理的反応であり，感情の認知の仕方は個人により異なり，不安を測定しているつもりが抑うつを評価していることもあるので注意を要する．また，以前より不安とうつは併存することが知られており，鮫島ら[11]は躁うつ病患者に BDI と MAS を測定したところ，うつ状態が著しい時期には MAS で高度不安と判定されるものが多く，緩解するに従い正常域に入るものが増加していたことを報告している．不安に関する質問票を施行する際には抑うつに関する質問票も同時に施行していくことで，より多くの情報を得ることができると考えられる．

C. 摂食障害の質問票

1）EAT-26

　Garnerら[3]は摂食障害患者の評価を目的として40項目からなるEating Attitudes Test（EAT）を開発した．各項目は6段階で自己評価させる．質問項目は食事の興味，特異的な料理法，食事恐怖，拒食，カロリー・ダイエット，衝動食い，嘔吐，下剤乱用，食事に関する強迫観念，身体への関心，セルフコントロール，食事への没頭に分類される．

　その後Garnerら[4]は26項目の短縮版を作成し，現在はそれが広く用いられているようである．採点は異常度の高い上位3段階のみを3点法で採点し，26項目の合計評点が20点以上あれば神経性食欲不振症が強く疑われる（**表6**）．

2）その他の質問票

　その他に摂食障害の質問票としてGarnerら[5]による64項目からなるEating Disorder Inventory（EDI）や神経性大食症用の質問票としてHendersonら[6]のBulimic Investigatory Test Edinburgh（BITE）が知られている．

まとめ

　従来より，精神症状を自己記入式に簡便に評価できるような簡易診断用質問票の研究は多くなされており，莫大な種類の質問票が作成されている．ここでは，なるべく精神科以外の一般診療科でも広く使用されており，信頼性，妥当性が十分検討されたものを絞り込んで紹介したつもりである．著者は質問票の最も重要な意義として，精神症状を測定することもさることながら，患者にやり方を説明したり，その結果をフィードバックすることを契機に治療者と患者のコミュニケーションを良好にしていくことであると考えている．治療者自身

表6　EAT-26

該当するところに○印を入れて下さい．

（列：全くない／まれに／ときどき／しばしば／非常にしばしば／いつもそう）

1. 体重が増えすぎるのではないかと心配します
2. 空腹の時でも食事をさけます
3. 食べ物のことで頭が一杯です
4. 制止できそうにないと思いながら，大食したことがあります
5. 食べ物を小さく切りきざみます
6. 私が食べている食べ物のカロリー量に気をくばります
7. 炭水化物の多い食べ物（例えば，パン，じゃがいも，御飯など）は特にさけます
8. 他の人は，私がもっと食べるように望んでいるようです
9. 食後に吐きます
10. 食後にひどくやましいことをしたように思います
11. もっとやせたいという思いで，頭が一杯です
12. 運動すればカロリーを使い果たすと思います
13. 私はやせすぎていると皆から思われています
14. 自分の体に脂肪がついているという考えのとりこになっています
15. 他の人よりも食事に時間がかかります
16. 砂糖の入った食べ物をさけます
17. ダイエット食（美容食）を食べています
18. 私の人生は食べ物にふりまわされていると思います
19. 食べ物に関するセルフ・コントロール（自己制御）をしています
20. 他の人達が，私に食べるように圧力をかけていると思います
21. 食べ物に関して時間をかけすぎたり，考えすぎたりします
22. 甘い物を食べた後，不愉快な気持ちになります
23. ダイエット（食事制限）にはげんでいます
24. 胃の中が空っぽになるのが好きです
25. 栄養価の高い物が新しく出ても，試食したくありません
26. 食後に吐きたいという衝動にかられます

が一度は自ら質問票に回答してみて，実施に要する時間や，質問内容の理解度を把握したうえで被験者に施行することは最低限必要である．質問票を被験者に施行したままで，被験者に何ら還元性のないものであれば，信頼性のある回答は得られないであろうし，治療関係の妨げにもなりうる．

<文　献>

1) 阿部達夫, 筒井末春, 難波経彦ほか：Masked depression (仮面うつ病) の Screening test としての質問表 (SRQ-D) について. 心身医 **12**：243-247, 1972.
2) Beck AT, Ward CH, Mendelson M et al：An inventory for measuring depression. Arch Gen Psych **4**：561-571, 1961.
3) Garner DM, Garfinkel PE：The eatng attitudes test：An index of the symptoms of anorexia nervosa. Psychol Med **9**：273-279, 1979.
4) Garner DM, Olmsted MP, Bohr Y et al：The eating attitudes test：psychometric features and clinical correlates. Psychol Med **12**：871-878, 1982.
5) Garner DM, Olmsted MP, Polivy J：Eating Disorder Inventory. Psychopharmacol Bul **21**：1009-1010, 1985.
6) Henderson M, Freeman CPL：A self-rating scale for bulimia：The 'BITE'. Br J Psychiatry **150**：18-24, 1987.
7) 菊地　博：仮面うつ病. 毎日ライフ **23**：62-65, 1992.
8) 北村俊則：質問票, 精神症状測定の理論と実際. 海鳴社, 東京, pp 123-171, 1988.
9) 中里克治, 下仲順子：横断比較による不安の生涯発達. 教育心理学研究 **37**：171-178, 1989.
10) 岡部祥平：ベックうつ病評定法 (BDI). 新福尚武編：躁うつ病. 医学書院, 東京, p 153, 1972.
11) 鮫島和子, 松下謙介, 松本　啓：うつ病者ならびに正常人における顕在性不安検査 (MAS) およびベックうつ病評定法 (BDI) の臨床的研究. 心身医 **16**：311-319, 1976.
12) Schwab J, Bialow M, Clemmoons R et al：The Beck depression inventry with medical inpatients. Acta Psychiat Scand **43**：255-262, 1967.
13) 瀬川昂生, 有沢富康, 丹羽康正ほか：上部消化管内視鏡検査受診者の心理的負担について研究. Gastroenterol Endosc **32**：2366-2372, 1990.
14) Spielberger CD, Grosuch RL, Lushene RE：Manual for the statetrait anxiety inventory. Consulting Psychologists Press, Palo Alto Calif, 1970.
15) Spielberger CD, Auerbach SM, Wadsworth AP at al：Emotional reactions to surgery. J Consul Clin Psychol **40**：33-38, 1973.
16) Taylor JA：A personality scale of manifest anxiety. J Abnorm Soc Psychol **48**：285-290, 1953.
17) Taylor JA, 阿部満州, 高石　昇：日本版 MMPI 顕在性不安検査 (MAS) 使用手引. 三京房, 京都, 1968.
18) Zung WWK：A self-rating depression scale. Arch Gen Psych **12**：63-70, 1965.

(芝山幸久：簡易診断用質問表. 臨床精神医学 1996 年 12 月増刊号, 108-115.)

6．消化器科でも使える質問紙法心理テスト（その2）CMIの活用

　心療内科では補助診断として種々の心理検査を用いるが，CMIは広く利用されている質問紙法心理テストの一つである．CMI健康調査表（Cornell Medical Index-Health Questionnaire）はニューヨークのコーネル大学のBrodman, Erdmann, LorgeおよびWolffらによって，比較的短時間のうちに多岐にわたる身体的自覚症状，精神的自覚症状を調査することを目的に作成された．もともとは，第二次世界大戦中に軍人の身体的不調を速やかに抽出することを目的とした2つの質問表があり，それを合わせて改良を重ねて臨床的にも応用されるようになった．

　日本では1953年に田多井により日本に初めてCMIが紹介され，その後金久と深町によりCMI日本語訳が発表された．さらに臨床上どうしても必要と思われた質問項目が追加され，今日では広く用いられているCMI日本語版ができあがった．

　このように，CMIは歴史のある優れた質問紙法心理テストであると思われるが，ここではCMIの質問内容や実施法について概説し，深町により示された神経症判別基準について解説する．

A．質問内容

　CMIの原法は，表7に示すとおり，現在の身体的自覚症状についての質問

表7 CMIの質問内容

	区分	質問内容	原法質問数	日本版質問数
身体的項目	A	目と耳	9	10
	B	呼吸器系	18	21
	C	心臓脈管系	13	14
	D	消化器系	23	28
	E	筋肉骨格系	8	10
	F	皮膚	7	9
	G	神経系	18	19
	H	泌尿生殖器系	11	男子 11 女子 13
	I	疲労度	7	7
	J	疾病頻度	9	9
	K	既往症	15	15
	L	習慣	6	7
精神的項目	M	不適応	12	12
	N	抑うつ	6	6
	O	不安	9	9
	P	過敏	6	6
	Q	怒り	9	9
	R	緊張	9	9
		計	195	男子 211 女子 213

144問と精神的自覚症状についての質問51問からなり，既往歴と家族歴も含まれる．さらに，深町らは身体的自覚症状として男子で16項目，女子で18項目を追加した．表題が「健康調査表」となっていたり，身体的な自覚症状の質問から始まっているため，被験者が「心理テストを受けている」という抵抗が低くなるように工夫されている．各質問内容の概要を以下に示す．なお，かっこ内は日本版の質問数を示した．

1）身体的項目

A．目と耳（10問）

近視や老眼を確かめたり，目に関する自覚症状が7問，耳鳴，難聴等耳に関する自覚症状が3問である．

B．呼吸器系（21問）

咽喉頭異常感，くしゃみや鼻閉などのアレルギー症状，感冒のかかり易さ，喘息，結核等に関する質問など．

C．心臓脈管系（14問）

血圧，不整脈，心不全徴候，浮腫，心疾患の既往歴など．

D．消化器系（28問）

身体的項目の中では最も多い．口腔領域症状，食欲，食習慣，胃・十二指腸系自覚症状，便通，下部消化管自覚症状，肝・胆道疾患の有無など．

E．筋肉・骨格系（10問）

筋肉・関節痛，肩・頸のこり，背部痛，腰痛，関節リウマチに関する質問．

F．皮膚（9問）

過敏性，発汗，発疹，顔面浮腫，皮膚搔痒感など．

G．神経系（19問）

頭痛，意識障害の既往の有無，脳血管障害による麻痺，てんかんの有無，吃音，遺尿の既往など．

H．泌尿生殖器系（男子11問，女子13問）

男女共通項目として排尿に関する項目4問，腎・膀胱疾患の有無1問の計5問で，男子は性器に関する質問，血尿や排尿障害など．女子は月経に関する質問7問と更年期症状1問．

I．疲労度（7問）

疲労の度合いを聞く質問と，神経衰弱の質問2問．

J．疾病頻度（9問）

病気にかかり易いか，虚弱体質の有無，家族が病弱かなど．

K．既往症（15問）

猩紅熱，リウマチ熱，マラリア，貧血，性病，糖尿病，甲状腺疾患，悪性腫瘍，慢性疾患，羸痩，肥満，静脈瘤，手術歴，外傷歴，など多岐にわたる．

L．習慣（7問）
睡眠，仕事量，運動，タバコ，コーヒー，アルコールなど．

2）精神的項目

M．不適応（12問）
試験時の緊張，対人緊張，仕事でミスしやすい，自分で判断できないなど主に不安に関する質問が中心である．

N．抑うつ（6問）
孤独感，ゆううつ感，人生に希望がない，希死念慮など．

O．不安（9問）
原法では不安を示す質問になっているが内容を吟味すると，くよくよしやすい，神経質，精神病院の入院歴など精神疾患の既往を表している．

P．過敏（6問）
批判に対して過敏である，感情を害しやすい，気むずかしいなど．

Q．怒り（9問）
友人にも気を許さない，イライラしやすい，怒りやすいなど．

R．緊張（9問）
身体のふるえ，おびえ，悪夢を見やすい，突然の冷や汗などパニック発作様の症状が多い．

以上のように心身両面からかなり詳細な質問項目があるので，比較的短時間のうちに広範囲に精神的自覚症状，精神的自覚症状が収集できる．ただし，内容によってはかなり古い質問（マラリアの既往など）や一般には理解しにくい用語（神経衰弱など），個々の質問が大項目の質問内容を反映していない部分（O．不安の各質問内容）などの改良の余地も残されるが，心療内科のみならず，一般診療科，職場や学校などの定期健康診断などで活用できる質問内容と思われる．

B．実施方法

　本テストはそれぞれの質問に「はい」か「いいえ」のいずれかを○で囲み，所要時間の規定はないが20分程度で終えるようにする．年齢は14歳以上で質問内容がある程度理解できれば適応であるが，質問数が多く字も細かいためにあまり高齢者には不向きかもしれない．質問紙法心理テストであるため，被験者が回答を意識的にゆがめる可能性もあり，調査に協力的でなければその結果の信頼性は低くなる．深町らは信頼性を高めるために臨床面の応用に際して，外来や入院を問わず患者が医者からの援助を期待して来院し，診断がまだ確定していない時期に身体的諸検査と並行して記入してもらうのが望ましいとしている．当然のことながら，調査結果は診断や健康管理上に重要な資料になることを伝え，その結果は十分説明してフィードバックする．検査中に細かい質問を受けることがあるが「常識的に」「わかる範囲で」と答え，あまり慎重になりすぎずに，気を楽にして回答してもらうようにする．

C．結果判定

　もともと，CMIは「健康調査表」という表題が示すように多忙な診療の中で問診では聞き落としてしまう自覚症状を見つけだしたり，身体的問題で受診しても，隠されていた心理的問題を知る手がかりとなるスクリーニングテストであった．したがって，まずは「はい」と答えた質問内容を一つ一つ目を通し，患者と対話しながら内容を確認していくことが望ましい．金久はCMIを利用することにより患者を外来で待たせている間にCMIを記入してもらえば，診察時間の節約ができるだけではなく患者の自覚的訴えの全貌を一見して把握す

ることができ，その後の面接による病歴の聴取を能率的に進めていく指針とすることができるとしている．

また，心療内科領域では不定愁訴の患者が多く，予診票には数多くの愁訴が書き込まれている場合が少なくない．CMI はそのような患者の多愁訴を客観的に把握することが可能である．すなわち，多愁訴が多臓器にわたっているのか，あるいは特定の臓器に集中した訴えが多いのか，身体的愁訴のみか精神的愁訴も含まれているかなどが把握できる．

Brodman らは CMI を用いた情緒障害の指標として次に示すような基準を設けた．

1) 全質問に 30 以上「はい」と答えている場合．
2) I および J 区分に 3 つ以上「はい」と答えている場合．
3) M から R までの精神的自覚症状の全体を通じて 3 つ以上「はい」と答えている場合．
4) 4 つ以上の質問に「はい」と「いいえ」のいずれも答えていないか，あるいは「はい」と「いいえ」のいずれにも答えているか，書き換えや書き加えがある場合．

これらの基準は心気傾向の高い患者を中心に抽出すると思われるが，明確な判定基準がないので結局は主観的判断にまかせられるという批判もある．

D．深町の神経症傾向判定基準

深町は 1957 年，九州大学第一内科を受診した患者のうちから，男女各 50 名からなる心理的に正常と判断された 100 名と神経症患者 100 名を無作為に抽出し，両者の CMI 質問項目で「はい」と答えた割合を比較した．身体的訴えでは C，I，J の 3 区分が精神的訴えでは N，O，P，R の 4 区分が特に高い値を示した．以上のことから C，I，J 区分の身体的訴えの総数と M から R までの精神的訴えの総数を 2 つの計測量として取り上げ，これに線形判別関数法によ

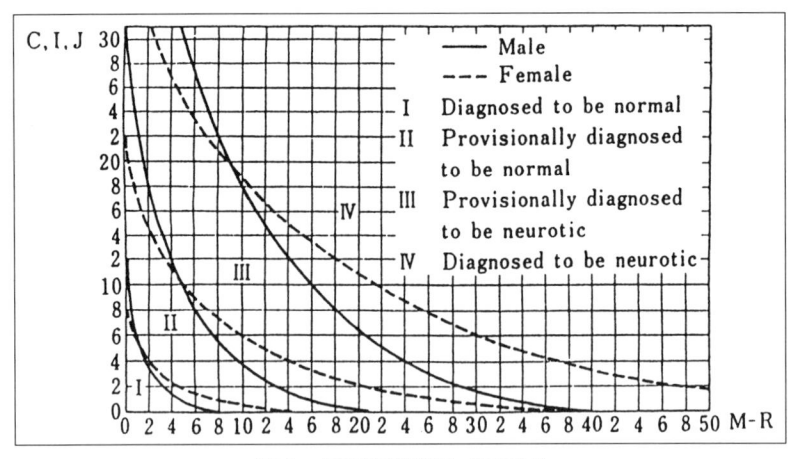

図6　神経症判別図（深町）[4]

る推計学的解析を適用し，神経症傾向の判別図を作成した（図6）．

この判別図を用いて神経症傾向の判定をする．縦軸はC, I, J 区分に「はい」と答えた数，横軸はM〜R区分に「はい」と答えた数を判別図のⅠ，Ⅱ，Ⅲ，Ⅳのいずれかの領域にプロットする．男性は実線で，女性は点線で区別されている．領域Ⅰは心理的正常，領域Ⅳは神経症と判定され，領域Ⅱ，Ⅲは推計学的にいずれとも決められず，領域Ⅱは心理的正常の可能性が高く，領域Ⅲは神経症の可能性が高いと判定される．

E．CMIをベースにした新しい質問紙法作成の試み

CMIは前述したように男性211問，女性213問とかなり質問の数が多いため，それを簡略化してより使いやすい質問紙法にする試みがなされている．阿部はCMIの身体的自覚症状の中で自律神経失調症に見られやすい質問項目を抽出し，さらに追加した質問を加えて43問の自律神経愁訴項目とMからR

の精神的項目を用いて CMI で自律神経失調症をスクリーニングする判別基準を設定した．のちに筒井は TMI（Toho Medical Index）として 94 項目からなる簡便な心療内科問診用質問票の作成へ発展させた．他に CMI の簡略化の試みとして九州大学心療内科で作成された 99 項目（男性は 97 項目）からなる KMI（Kyudai Medical Index）がある．

F．CMI を用いた最近の研究

　CMI が本邦に導入されてから 40 年以上経過するが，各領域において CMI を用いた臨床研究は現在も多数報告されている．ちなみに 1996 年から 1998 年の 3 年間に医中誌で検索し得た CMI がキーワードに含まれる報告は 47 件であった．
　内科領域では気管支喘息，慢性関節リウマチ，慢性頭痛，肥満症，虚血性心疾患などの心身医学的検討に CMI が用いられていた．
　産婦人科領域では思春期不定愁訴，不妊患者の心理的傾向，更年期女性のヘルスプロモーションなどで CMI を用いて検討がなされている．
　一方，口腔外科領域でも CMI を使用した心理・社会的研究が多数報告されている．たとえば口臭患者の心理的傾向，心理的要因の強い顎関節症例の治療効果判定，咬合異常の術前・術後の CMI 変化などの研究報告がある．
　その他，脳外科領域では脳腫瘍患者の治療経過に伴う情動変化の研究，耳鼻科領域ではめまい，咽喉頭異常感症など，皮膚科領域でアトピー性皮膚炎の研究などがある．
　以上の研究報告からも CMI は心療内科に限らず幅広い診療科で利用されていることが示唆されるが，CMI は質問数が多く，身体的あるいは精神的症状を呈している状態でこの心理テストを行うのは患者にとっては負担になっていることも忘れてはならない．必ず，診断や治療に還元していくことを原則として，CMI を施行するに当たっては十分なインフォームドコンセントが必要で

ある．

まとめ

現在，質問紙法心理テストの種類は数多く存在しているが，その中でもCMIは前述したように未だに各方面で広く利用され，消化器科領域においても活用できる．また，臨床の場面のみならず，職場や学校での集団に対しても健康診断の一貫として行われることがある．短時間に身体面の情報と精神面の情報を得ることができるため，有用な健康管理指標といえよう．しかしながらCMIは質問数が多く，検査を受ける方も判定する方もかなり労力がいるので漫然と行わないように注意すべきである．

<文　献>

1) Brodman, K., Erdmann, A.J., Jr., Lorge. I : The Cornell Medical Index : An adjunct to medical interview, JAMA 140 : 530, 1949.
2) 田多井吉之助：コーネル医学指数（Cornell Medical Index），医学のあゆみ 16 : 98, 1953
3) 金久卓也, 深町　建：コーネル・メディカル・インデックス. 三京房, 京都, 1972, 1.
4) 深町　建：心身医学のための心理テスト, 5. CMI, 初版, 朝倉書店, 東京, 1990, 40.
5) 筒井末春, 中野弘一：自律神経失調症, I 診断 2. 積極診断, 永井書店, 大阪, 1986, 17.
6) 林　聡子, 中澤卓也, 川島辰男, 他：一般内科医が心理的要因の関与を疑った気管支喘息患者の検討. 呼吸器心身医学 13 : 109, 1996.
7) 中園　清, 村沢　章, 遠山知香子, 他：RA 患者の天候について, 心理的側面について. 中部リウマチ 28 : 119, 1997.
8) 灘岡壽英, 柏倉昌樹, 十束支朗：慢性頭痛患者の性格特性, 特に頭痛頻度との関連について. 診療と新薬 33 : 987, 1996.
9) 吾妻ゆかり, 児玉和宏, 野田慎吾, 他：肥満とパーソナリティ. 精神科治療学 12 : 1289, 1997.
10) 玉田太朗：思春期の不定愁訴, 不定愁訴の概念と CMI による調査. 産婦人科治療 77 : 38, 1998.
11) 千葉ヒロ子, 森岡由起子, 柏倉昌樹：不妊症女性の治療継続に伴う精神心理的研究. 母性衛生 37 : 497, 1996.
12) 高橋真理：更年期女性のヘルスプロモーションに関する検討, CMI による各世代

間の比較. 杏林医学雑誌 29：121, 1998.
13) 松崎俊哉, 木暮ミカ, 平澤明美, 他：CMI健康調査表による口臭患者の観察. 日本歯科心身医学会雑誌 13：13, 1998.
14) 荒尾宗孝, 伊藤幹子, 伊藤隆子, 他：顎関節症患者に対する低出力レーザー効果に関する臨床的研究. 日本歯科心身医学会雑誌 12：11, 1997.
15) 尾澤文貞：咬合異常の術前, 術後のCMI, SDSの変化について. 日本歯科心身医学会雑誌 11：206, 1996.
16) 鈴木隆太, 平尾元尚, 三代貴康, 他：脳腫瘍患者の入院中および治療後の情動反応から見たQOLの変化. 脳神経外科 26：795, 1998.
17) 秋岡勝哉, 松永 喬：めまい患者の心理テスト成績（第3報）. Equilibrium Research 56：527, 1997.
18) 太田和博, 松永 喬：咽喉頭異常感症に対するCMIとSDSの臨床経験. 耳鼻咽喉科展望 41：60, 1998.
19) 川原健資, 山本晴義, 江花昭一, 他：成人型アトピー性皮膚炎の心身医学的研究（第2報）末梢血好酸球数, IgE, LDH値と心理指標の検討. 心身医学 37：504, 1997.
20) 芝山幸久：神経症傾向（CMI）. 心療内科 3：246, 1999.

7. 自律神経失調症とは

　自律神経失調症は内科領域を中心とする日常診療の中ではポピュラーな病名であり，消化器不定愁訴で消化器科を受診するケースも多いと思われる．筒井らの行った全国の実地医家 15,500 人を対象にしたアンケート調査によれば，ストレス関連疾患としてよく用いられる病名としては自律神経失調症が最も多く 70.8％であった．「どのような場合に本症と診断するか」という質問に対して「除外診断を行い器質的異常がなく愁訴があるもの」および「問診を中心に診断する」が圧倒的に多くみられた．これらの回答は心身症に共通した診断法でもあり，自律神経失調症はプライマリ・ケアにおいては最もなじみの深い心身症の一つといえるかもしれない．

　ここでは，消化器科にも訪れる機会の多いと思われる代表的心身症である自律神経失調症の歴史を振り返りながら疾病概念の「曖昧さ」について言及し，全人的医療を求めていくうえでこの病名のもつ重要性について述べてみたい．

A．歴史的変遷

　めまい，立ちくらみなどの自律神経症状を自律神経系の機能不全や脆弱化によるものとする病態の理解は 19 世紀末にドイツを中心に始まっている．すなわち，1878 年に Rosenbach が迷走神経の緊張亢進が一定の病像を呈することを報告しこれを迷走神経症と呼んだ．その後精神的な要素による副交感神経の

緊張異常を重視してヒステリー性迷走神経症などとも呼ばれ，この時期は迷走神経の異常を主因とする考え方が主流であった．

ところが20世紀に入ってからは迷走神経だけではなく交感神経の緊張状態にも注目されるようになり，1910年にEppingerとHessは自律神経毒に対する個体の反応性から，このような病態を薬理学的に異なる二つの反応型に分け，交感神経緊張者と副交感神経緊張者とした．さらに，1928年にBergmannは個体をこのように明確に区別することの困難なことから，むしろこれらの患者は一括して自律神経緊張異常者と呼んだ．

その後1934年にはWichmanは自覚症状と他覚症状が多様に混在する症例を取り上げ，それを自律神経系の異常状態として把握し，身体の側に主要な原因があり，自律神経症状を表すものを自律神経失調症と呼び，1939年にはSiebeckは自律神経不安定症と呼んだ．また，1966年にはDeliusは心身医学的立場からこの病態を捉え，自律神経系の不均衡と精神の不均衡が結びついて生じる病態と理解し，精神自律神経症候群と呼んだ．

わが国では1948年に沖中が初めて自律神経機能異常についてsypathikotonie, paratonieという名称を用いてからは，阿部が中心となり自律神経失調症の研究が進められた．阿部は1952年にビタミンB_1や脚気の研究に端を発し，全身倦怠感，動悸，息切れなどといった脚気に類似した不定な訴えを有するにも関わらず，それに見合うだけの異常所見がない患者が多数いることに注目し脚気様状態と名付けた．その後，臨床的研究を重ねていくうちに自律神経との関連の深い知見が集積され，1961年この病態を自律神経失調症候群と呼ぶことにした．その後心身医学的検討も加えて1965年に一括して不定愁訴症候群という概念を提唱した．不定愁訴とは訴えが多く，反復的で変わりやすいのが特徴で自律神経症状が主たるものである．この自律神経失調を広く捉えた不定愁訴症候群の概念が現在のいわゆる自律神経失調症に至っている．

B. 概　　念

　自律神経失調症に関する概念は大きく二つに分けることができる．一つは自律神経失調症を疾患単位で捉えようとするものであり，阿部が不定愁訴症候群を分類した中の本態性自律神経失調症に相当するものである．診断基準は**表7**に示すごとく関東心身症診断基準研究会で作成されたものが知られている．すなわち，全身倦怠感，めまい，動悸，心窩部不快感などの不安定で消長しやすい自律神経性身体的愁訴を訴え，自律神経機能検査で異常を認めたものと規定し，心理的要因の乏しい体質的な異常を重視したものである．
　もう一つの概念は不定な症状を訴え，それに見合った所見の得られない病態を包括的に自律神経失調症とする考え方で，この概念が先の実地医家を対象に行ったアンケート調査からも示されるように現在では一般的であるといえよう．実際，**表8**の診断基準に相当するような患者がどの程度存在するか中野は88例の自験例を検討したところ，心理診断を優先した横断的観察では診断基準に合致する症例は存在しないことが判明した．縦断的観察では心理的情報は治療の経過に依存し，心理面の情報が増すことにより種々の精神的病名が確定することが確認された．すなわち，一般臨床の中では不定愁訴を呈する患者に便宜的に自律神経失調症という病名が使われ，その中には不安障害，心身症，感情

表8　自律神経失調症の診断基準

積極的診断
　1）不安定で消長しやすい自律神経性愁訴
　　　（易疲労性，めまい，頭痛，動悸，胸部圧迫感，
　　　　下痢，腹痛，性障害など）
　2）自律神経機能検査で異常を認めるもの
　　　（Aschner, Schellong, Microvibration, 立位
　　　　試験，皮膚紋画症，脈波）
　3）幼少時，乗り物酔い，OD，頭痛，めまい，嘔
　　　吐，腹痛などの自律神経症状の既往を有する．

障害などが含まれることを示している．

著者は自律神経失調症に対しては後者の包括的な病態をその概念として捉えているが，前者の**表 8** の診断基準を満たすような疾患単位としての自律神経失調症も臨床的には多く遭遇するため，本態性自律神経失調症の存在を否定する立場には反対である．すなわち，「いわゆる自律神経失調症」という包括的な病態の一部に本態性自律神経失調症が含まれると理解している．いずれにしても，自律神経失調症は長年に渡り曖昧な概念が曖昧なままに理解されてきたが，次に説明する ICD-10 に病名こそ異なるものの自律神経失調症の概念が明確に記載されていることは注目に値する．

C．自律神経失調症と ICD-10

1993 年に ICD-10 が発表され，この中で 45 身体表現性障害の中に自律神経失調症の概念が含まれていることで注目されている．すなわち，身体表現性障害の中で 45.0 身体化障害（Somatization）と 45.3 身体表現性自律神経機能不全（Somaoform autonomic dysfunction）が自律神経失調症の病態を表していると考えられている．身体化障害の説明を要約すると，多訴的，反復的，易変的な身体症状が 2 年以上続き，症状を説明する原因がないと複数の医療機関で説明を受けても受け入れることを拒否し続ける．症状があるために社会的にも家庭的にも十分に機能を果たせないでいる病態を示す（**表 9**）．これは阿部が提唱した不定愁訴症候群に近い概念といえよう．

身体表現性自律神経機能不全は患者の示す症状が自律神経支配にある器官，たとえば心血管系，消化器系，呼吸器系などに集約され，器質的異常を見いだせないものであり，器官神経症の概念に近い．症状には通常二つの型があり，第一の型は動悸，発汗，紅潮，振戦のような他覚的な自律神経亢進に基づく愁訴によって特徴づけられ，第二の型は，一過性の鈍痛や灼熱感，重圧感，しめつけられる感じなど主観的で非特異的な症状によって特徴づけられる．確定診

表9　身体化障害の診断ガイドライン（ICD-10）

確定診断には，以下のものすべてが必要である．
（a）適切な身体的説明が見出せない，多発性で易変性の身体症状が少なくとも2年間存在する．
（b）症状を身体的に説明する原因はないという，数人の医師の忠告あるいは保障を受け入れることを拒否しつづける．
（c）症状の性質とその結果としての行動に由来する，社会的および家庭的機能のある程度の障害．

表10　身体表現性自律神経機能不全の診断のガイドライン（ICD-10）

（a）動悸，発汗，紅潮のような持続的で苦痛を伴う自律神経亢進症状．
（b）特定の器官あるいは系統に関連づけられる付加的な主観的症状．
（c）訴えのある器官あるいは系統の重篤な（しかししばしば特定不能の）障害の可能性に関するとらわれと苦悩で，医師が説明と保証を繰り返しても反応しないもの．
（d）訴えのある系統あるいは器官の構造あるいは機能に明らかな障害の証拠がないこと．

断は持続的で苦痛を伴う自律神経亢進症状が特定の器官や系統に関連づけて表出し，訴えのある器官には器質的あるいは機能的な重篤な障害を有さないことである（**表10**）．

　身体化障害は自律神経失調症のもつ「不定愁訴」の特徴を明記し，身体表現性自律神経機能不全は「自律神経機能失調」の特徴を明記したものであり，両者を包括した病態がいわゆる自律神経失調症に相当すると考えられる．この両疾病の中で自律神経機能検査を施行し明らかに自律神経系の異常を認めたものが本態性自律神経失調症に該当するものと考えられる．

D．自律神経失調症の診断の流れ

　診療過程の中でいかなる場合に自律神経失調症と診断するか．消化器科外来に不定愁訴にて患者が来院した状況を仮定してその診断の流れを示してみたい．
　初診時では消化器不定愁訴に対して，十分な問診をしたうえで悪性腫瘍などの身体疾患がないかどうか検査計画を立てる．ただし，この除外診断は全人的医療を進めていく流れにおいては身体面のみの評価を行っているに過ぎず，心理的側面，社会的側面の評価は同時進行的に行う必要がある．心理的側面では不安障害や感情障害などを疑わせるような問題リストが無いかどうか，社会的側面では仕事や学業の状況，ライフイベント，アルコールの量などの情報を収集する．身体・心理・社会側面の問題点が不確定な場合，すなわち身体的疾患と不定愁訴との関連性が少なく，不安障害でもなく感情障害でもない特定不能な病態を「自律神経失調症の疑い」と暫定診断している．その後の経時的な診療過程で自律神経機能検査で異常が見つかったり，症状が不安定で消長してくる場合に「自律神経失調症」と診断している．
　この病態が ICD-10 では身体化障害あるいは身体表現性自律神経機能不全に該当することは先にも述べたとおりである．

まとめ

　自律神経失調症はその概念が曖昧であったために身体所見に異常がなく訴えが多い患者に対してはどちらかといえば安易に用いられてきたと思われる．精神疾患を診断するうえで混乱を招くこともあることから自律神経失調症の病名は用いるべきではないという指摘もある．しかしながら，自律神経失調症は長い歴史的変遷を経て，先人たちが病態の重要性を認識しながら検討を重ねていったすえについた病名であり，現在に至っては医師はもちろんのこと患者に

も広く知られた疾患であることは周知のとおりである．さらに，ICD-10で自律神経失調症の疾病概念が再確認されたことから自律神経失調症がやっと公に認められたといえよう．消化器診療においてもいわゆる自律神経失調症を理解しておくことは全人的医療を実践していくうえで重要と思われる．

<文　　献>
1) 坪井康次, 筒井末春：自律神経失調症の治療－その病態と段階的アプローチ－. 自律神経 31：410-415, 1994.
2) 中野弘一：自律神経失調症の診断に関する検討. 心身医 29：35-42, 1989.
3) 阿部達夫：自律神経失調症. 診療 15：190-198, 1962.
4) 筒井末春, 中野弘一, 坪井康次：ストレス関連疾患についての診断・治療に関する調査. 日本医事新報 3828：29-32, 1997.
5) ICD-10 精神および行動の障害（融　道男他監訳）：170-178, 医学書院, 東京, 1993.
6) 筒井末春, 富山雅樹：自律神経失調症の歴史と変遷. 日本医師会誌 109：1757-1760, 1993.
7) 宮岡　等：内科医のための精神症状の見方と対応. 心気症状の見方と対応. 65-75, 医学書院, 東京, 1995.

(芝山幸久：カレントテラピー 16：723-726, 1998.)

II. 消化器科領域の心身医学的課題

1. 心身症と精神病のちがいは何か

　1996年に心療内科が標榜診療科として認められた．心療内科医においては長年の夢でもあり，一つの大きな目標でもあったので，心療内科をライフサイクルに照らし合わせてみると大きな発達課題を乗り越えたといえるかもしれない．認められた背景には心身医学の先人たちが心身医学の理念について啓蒙し，臨床の場で心身医療を実践してきたからにほかならない．人間にたとえるならば，青年期の時期から社会的に責任のある成人期に移行したといえよう．認められた理由としてストレスが心身に及ぼす影響についての理解が一般化したことや，一般診療科の中で心身医学的アプローチの必要性や重要性の認識が広まったことを反映していると考えられる．

　いうまでもなく，心療内科は心身症を中心にストレス性健康障害の診断と治

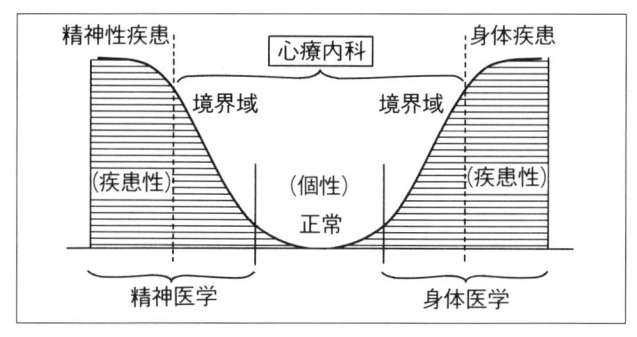

図9　心療内科の診療の範囲（文献1）より引用

表 11　いわゆる心身症の定義

"心身症とは身体疾患の中で，その発症や経過に心理社会的因子が密接に関与し，器質的ないし機能的障害が認められる病態をいう．ただし神経症やうつ病など，他の精神障害に伴う身体症状は除外する．"

療を行っていく診療科である．実際に心療内科の初診外来を訪れる患者は図9[1)]に示すように精神医学領域でも対象とする群と内科や耳鼻科などの身体医学領域でも対象とする群，正常の心身の反応としての群の3群に分けられて，それぞれの疾患性の高いものはそれぞれの診療科にゆだねるようにしている．すなわち，心療内科では心身症や身体疾患のほかに一部の精神疾患も診療の対象とされ，精神疾患の中で疾患性の高い事例（精神分裂病，躁うつ病，人格障害など）は精神科での治療が必要である．このように，心療内科の機能の一つに，精神科への橋渡しとしての役割があり，いわゆる心身症と精神病の鑑別は一つの重要な課題でもある．ここでは，「心身症とは何か」という原点に戻り，心身症と精神病はどこまで鑑別が可能であるかを述べてみたい．

A．心身症とは

　心身症と精神病の鑑別を論ずる前に，心身症の定義について述べる．心身症の定義については1970年に日本心身医学会で「身体症状を主とするが，その診断や治療に心理的因子についての配慮が特に重要な意味を持つ病態」と定められたが，その後この定義では心身症の概念が広く身体症状を主とするような神経症やうつ病も含まれるという指摘がされた．

　そこで1991年に心身症の定義を以下のように規定することになった[2)]．すなわち「心身症とは身体疾患の中で，その発症や経過に心理社会的因子が密接に関与し，器質的ないし機能的障害が認められる病態をいう．ただし，神経症

やうつ病など，他の精神障害に伴う身体症状は除外する.」(表 11).

　この定義によれば，まず心身症は「身体疾患」であることが前提である．前述の図 9 によれば中央から右半分に心身症は分類されることになる．身体疾患は内科に限らず各科で関係するすべての臓器が含まれる．心身医学会の新しい診療指針で示された心身症とその周辺疾患を表 12 に示す．心身症は疾患名でなくあくまでも病態であって，多くの疾患が含まれることがこの表から理解される．この表で示された疾患が必ず心身症であるというわけではない．定義に従えば心理社会的因子が密接に関与している必要がある．すなわち，何らかの方法で身体症状の発症や経過に心理社会的要因と相関していることを証明するか，情報収集する必要がある．

　さらに心身症と診断するうえで必要なことは神経症やうつ病などの精神疾患の身体症状が除外されなければならない．以前の心身症の診療指針の中には「一般に神経症とされているものであっても，身体症状を主とする症例は，広義の心身症として取り扱ったほうが好都合のこともある」とされており，精神疾患を除外することが大きく異なる点である．

　以前の心身症の定義には心身症の概念を曖昧にさせている点において問題があったが，臨床的には違和感がなく，神経症の身体症状であっても，いわゆる仮面うつ病のような軽症うつ病の身体症状であっても「心身症」として臨床的に捉え，心身医学的評価および心身医学的アプローチを行ってきた．

　また，抗潰瘍剤で治りの遅い消化性潰瘍に自律訓練法の教示と抗不安薬を併用して潰瘍が早く治った症例などは，心理社会的要因が不明確ではあっても，臨床的にはまさに心身症であったといえよう．

　これまで社会的にも臨床的にも「心身症」という用語が精神病と混同されて使用されたり理解された背景があり，新たに心身症を明確に定義して，精神疾患とは異なる身体病であることを再確認した意義は大きい．ただし，あまり定義に固執しすぎてしまうと次に述べるような，とまどいや問題が生じてくるのも事実である．

表12 心身医学的な配慮がとくに必要な疾患（いわゆる心身症とその周辺疾患）

1. 呼吸器系
気管支喘息（cough variant asthmaを含む），過換気症候群，*神経性咳嗽，喉頭痙攣，慢性閉塞性肺疾患など

2. 循環器系
本態性高血圧症，本態性低血圧症，起立性低血圧症，冠動脈疾患（狭心症，心筋梗塞），一部の不整脈，*神経循環無力症，レイノー病など

3. 消化器系
胃・十二指腸潰瘍，急性胃粘膜病変（AGML），慢性胃炎，*non-ulcer dyspepsia，過敏性腸症候群，潰瘍性大腸炎，胆道ジスキネジー，慢性肝炎，慢性膵炎，*心因性嘔吐，*反すう，びまん性食道痙攣，食道アカラシア，*呑気症（空気嚥下症）およびガス貯留症候群，*発作性非ガス性腹部膨満症，*神経性腹部緊満症など

4. 内分泌・代謝系
神経性食欲不振症，（神経性）過食症，Pseudo-Bartter症候群，愛情遮断性小人症，甲状腺機能亢進症，心因性多飲症，単純性肥満症，糖尿病，腎性糖尿，反応性低血糖など

5. 神経・筋肉系
筋収縮性頭痛，片頭痛，*その他の慢性疼痛，痙性斜頸，書痙，眼瞼痙攣，*自律神経失調症，*めまい，*冷え症，*しびれ感，*異常知覚，*運動麻痺，*失立失歩，*失声，*味覚脱失，舌の異常運動，*振戦，チック，舞踏病様運動，ジストニア，*失神，*痙攣など

6. 小児科領域
気管支喘息，過換気症候群，*憤怒痙攣，消化性潰瘍，過敏性腸症候群，反復性腹痛，神経性食欲不振症，（神経性）過食症，周期性嘔吐症，*呑気症，*遺糞症，*嘔吐，*下痢，便秘，*異食症，起立性調節障害，*心悸亢進，情動性不整脈，*神経性頻尿，*夜尿症，*遺尿症，*頭痛，片頭痛，*めまい，*乗物酔い，*チック，*心因性痙攣，*意識障害，*視力障害，聴力障害，*運動麻痺，バセドウ病，糖尿病，愛情遮断性小人症，肥満症，アトピー性皮膚炎，慢性蕁麻疹，円形脱毛症，*抜毛，*夜驚症，*吃音，*心因性発熱など

7. 皮膚科領域
慢性蕁麻疹，アトピー性皮膚炎，円形脱毛症，汎発性脱毛症，多汗症，接触皮膚炎，日光皮膚炎，湿疹，皮膚搔痒症（陰部，肛囲，外耳道など），血管神経性浮腫，尋常性白斑，扁平および尋常性疣贅など

8. 外科領域
腹部手術後愁訴（いわゆる腸管癒着症，ダンピング症候群その他），頻回手術症，形成術後神経症など

9. 整形外科領域
慢性関節リウマチ，*全身性筋痛症，結合織炎（筋硬結），腰痛症，*背痛，多発関節痛，*肩こり，頸腕症候群，外傷性頸部症候群（いわゆるむち打ち症を含む），痛風，他の*慢性疼痛性疾患など

10. 泌尿・生殖器系
*夜尿症，遺尿症，*神経性頻尿（過敏性膀胱），*心因性尿閉，遊走腎，*心因性インポテンス，前立腺症，尿道症候群など

11. 産婦人科領域
更年期障害，機能性子宮出血，*婦人自律神経失調症，*術後不定愁訴，月経痛，月経前症候群，月経異常，続発性無月経，卵巣欠落症候群，卵巣機能低下，老人性腟炎，慢性附属器炎，攣縮性パラメトロパティー，骨盤うっ血，不妊症（卵管攣縮，無排卵周期症を含む），外陰潰瘍，外陰搔痒症，性交痛，性交不能，腟痙攣，外陰部痛，外陰部異常感，帯下，不感症，腟痙攣，流産，早産，妊娠悪阻，微弱陣痛，過強陣痛，産痛，軟産道強靱，乳汁分泌不全，*マタニティーブルーなど

12. 眼科領域
中心性漿液性脈絡網膜症，原発性緑内障，*眼精疲労，*本態性眼瞼痙攣，*視力低下，*視野狭窄，飛蚊症，*眼痛など

13. 耳鼻咽喉科領域
*耳鳴，眩暈症（メニエール病，動揺病），*心因性難聴，アレルギー性鼻炎，慢性副鼻腔炎，*嗅覚障害，*頭重，*頭痛，口内炎，*咽喉頭異常感症，*嗄声，*心因性失声症，*吃音など

14. 歯科，口腔外科領域
顎関節症，牙関緊急症，口腔乾燥症，三叉神経痛，舌咽神経痛，ある種の口内炎（アフタ性および更年期性），*特発性舌痛症，*義歯不適応症，*補綴後神経症，*口腔・咽頭過敏症，頻回手術症など

*一過性の心身反応，発達の未分化による心身症状（反応），および神経症の場合も含まれる．

B．心身症と精神病の鑑別診断上の問題点

1）身体病が心身症か否かの診断は可能か

　明らかな心理社会的要因が存在して気管支喘息や胃潰瘍が発症したり増悪すれば，心身症と診断が可能であるが，日常臨床の中ではそれらのストレッサーが明らかでない場合が多い．その場合は心身症ではないといえるのであろうか．たとえば，不適応を起こして，身体疾患が生じれば心身症と診断することは容易であるが，過剰適応により身体疾患が生じた場合は，患者本人が心理社会的ストレスと認知していないため，心身症とは診断されないことになる．さらに，心身医学の新しい診療指針によれば社会適応という面から神経症の患者は容易に不適応を起こしやすいが心身症は過剰適応の傾向がみられ身体的苦痛を除いて明らかな適応上の問題がみられないのが普通であるとしている．したがって，心理社会的要因が明らかでないから心身症ではないとはいえず，むしろそのようなケースに心身症は多く含まれる可能性がある．実際，心身医療の現場では初診患者に対して心身相関を考慮しながら問診を行うも，あまり積極的に心理社会的要因を根ほり葉ほり聞き出すようなことはしない．心理テストも参考資料であり，心身症の診断を確定するものではない．治療者・患者関係を築いていく過程でそれが徐々に明らかにされる場合もあるし，明らかにされなくても治療対応は同じである．

　心身症を精神病を鑑別する以前に心身症と身体病の鑑別は容易ではなく，あえて，鑑別診断していく必要性も少ないのではないかと考える．

2）心身症と神経症の鑑別上の疑問点

　心身症の定義からは神経症は除外されなければならないが，臨床的には明確に区別をすることができない症例を多く経験する．たとえば，次のような症例である．

　27歳，女性．会社員．つき合っていた男性と別れ話が出て，仕事に手が着

かないことが時々あった．ある日混雑したデパートで買い物していたところ突然，動悸と息苦しさが出現．徐々に手足がしびれるようになり死んでしまうのではないかという恐怖感におそわれた．救急車で病院に運ばれ，過換気症候群と診断された．安定剤の投薬を受け，帰宅する．その後，人混みの中で時々同様の発作を起こすようになり心療内科を受診した．発作時の動脈血ガス分析では呼吸性アルカローシスで，胸部 X-P，ECG，血算，生化学検査では異常ない．典型的な過換気症候群の一例である[3]．しかし，この症例にはもう一つの診断がある．すなわち，DSM-IV診断基準[4]に従えば不安障害に含まれるパニック障害で，いわゆる不安神経症である．どちらも典型的ではあるものの，「神経症に伴う身体症状は除外する」と定義されているため心身症とはいえなくなってしまうのである．治療的にはこの症例が心身症であっても神経症であっても変わりはなく，同じような治療介入をするわけで鑑別診断する必要性は希薄である．

3）心身症とうつ病の鑑別上の疑問点

いわゆる仮面うつ病などの軽症うつ病は身体症状が主症状のため内科やその他の診療科を受診することが多い．対症療法だけでは不十分であり，なるべく早期に抗うつ薬の投与など，うつ病に対する治療が必要である．注意深く問診すれば睡眠障害，食欲低下，集中力の低下などうつ病の症状を聞き出すことができるため身体病とうつ病との鑑別診断は重要である．このようなケースが心療内科に紹介される際，紹介状の診断名が「心身症」とされていることが少なくない．しかし，次に呈示するような症例のように心身症とうつ病の鑑別が困難であることも経験される．

症例は23歳，男性．会社員．大学を卒業後，コンピュータ会社に入社．入社後は営業部に配属されたが残業も多く，食事の時間も不規則で，仕事内容も接客の業務が多かった．心身ともに疲労がたまるようになり不眠，集中力低下が徐々にみられ，入社後4ヵ月目，出勤途中で急に腹痛と便意をもよおすようになる．その後も出勤途中や仕事中に突然便意をもよおすことが多くなり，仕事も休みがちになったため消化器科を受診．検査で異常なく過敏性腸症候群が疑われて心療内科に紹介された．消化器科医あるいは心療内科医であれば，こ

の症例は代表的消化器心身症である過敏性腸症候群と多くが診断するであろう．しかし，消化器症状以外の症状を含めて診断すれば，うつ病の身体症状としても捉えられる．すなわち，心身症の定義に基づきこの事例を心身症かうつ病かを鑑別するのであれば，診断は心身症ではないことになる．心身症とうつ病の鑑別において，抗うつ薬を使用して治療効果が高ければうつ病として治療的診断もできるという報告[5]もあるが，成書に過敏性腸症候群の治療として抗うつ薬が記載されている[6]点で矛盾がある．

4）心身医学的診断と DSM-IV

われわれの心療内科では臨床診断に DSM-IV (Diagnostic and Statistical Manual of Mental Disorders)[4]を用いている．心療内科でDSM-IVを用いる意義は多軸評定システムに基づき一つの病態を多面的に評価することが心身医学的診断に近いからである．いうまでもなくこれらの診断基準は精神疾患の診断基準であり，心療内科を受診したすべての患者がいずれかの診断に当てはまる．この事実だけを捉えるならば心身症も精神疾患の中に包括されるという疑問も生じてくる．

C．心身症と精神病の鑑別の意義

心身医学的アプローチとは「心身症」であるか否かを模索することではなく，1人の患者を身体的評価，心理的評価，社会的評価を行いながら，治療関係を築き上げ治療の方向づけを行うことである．「心身症」としての診断や治療過程において身体的評価の疾患性が高ければ内科や外科や耳鼻科などの診療科との協力が必要であるし，心理的評価の疾患性が高ければ精神神経科に治療をゆだねることになる．たとえば身体的評価で悪性腫瘍が見つかれば，身体病としての治療が優先され心身症とは鑑別すべき疾患である．同様に，心理的評価で精神分裂病や薬物依存，人格障害などが明らかになれば精神病としての治療が

表13　心身症と鑑別すべき精神疾患
1）精神分裂病
2）薬物依存，アルコール依存症
3）人格障害
4）せん妄
5）躁うつ病

優先され心身症とは区別される．これらの疾患が心身症と鑑別すべき精神病であるといえよう（**表13**）．しかし，心身症の定義とはやや矛盾するが，心理的評価で軽度のうつ状態や一部の神経症が含まれても病態の背景に心理社会的要因が存在し，心身相関が想定されれば「心身症」として理解しても構わないと考える．

　結論として，心身症と精神病を厳密に鑑別することは困難であるといわざるを得ない．すなわち，精神病の中にも心身症が含まれることもあるし，心身症の中にも精神病は一部含まれる．臨床的には心身症の定義を広く解釈し，疾患性の高い精神病を心身症から除外診断していくことが重要であろう．

まとめ

　「心身症と精神病はどこが違うか」というテーマに基づいて，心療内科の位置づけを紹介し，心身症の定義を再確認した．心身症と精神病とを鑑別診断していくうえで，一部の精神病は臨床的には心身症として理解されている点を指摘した．

<文　　献>

1) 坪井康次：心療内科医とはなにか. 心療内科, 1：11-18, 1997.
2) 心身医学の新しい診療指針（日本心身医学会教育研修委員会編), 心身医学, 31：537-576, 1991.
3) 千葉太郎：過換気症候群の最近のとらえ方, 総論. 心身医療, 9：339-405, 1997.
4) American Psychiatric Association (APA)：Diagnostic and Statistical Manual for Mental Disorder DSM-IV, AP Press, 1994.

5) 末松弘行：心療内科とは，心療内科入門. 末松弘行監修，金子書房，東京，pp 3-12, 1993.
6) 佐々木大輔：7．小腸，結腸の疾患，過敏性腸症候群（内科から），今日の消化器疾患治療指針，多賀須幸男，大菅俊明総編集，医学書院，東京，pp 328-329, 1991.

(芝山幸久：心身症と精神病との鑑別. 臨床と研究, **74**：2668-2671, 1997.)

2．消化性潰瘍は心身症か

　以前から消化性潰瘍はその発症や再発，経過に心理・社会的要因が密接に関与している[1,2]ことが知られているために，心身症の代表的な疾患として位置づけられてきた．ところが，1982年にWarrenとMarshall[3]によって胃粘膜上皮で発見された*Helicobacter pylori*（以下 *H. pylori* と略す）の感染により潰瘍が発生するという学説が唱えられてから，ここ10数年の間に「消化性潰瘍は感染症である」という論調が主流を占めるようになった．*H. pylori* の除菌により消化性潰瘍の再発率が劇的に減少することから，これまで認められてきた心身相関の理論を根底から覆すといっても過言ではないであろう．しかし，*H. pylori* 感染者の消化性潰瘍発生率は数％に過ぎず，すべての消化性潰瘍患者に *H. pylori* の感染が証明されているわけでもないため，消化性潰瘍の原因をすべて *H. pylori* に結びつけるには至っていない[4]．また，除菌により胃・食道逆流症（gastroesophageal reflex disease；GERD）や食道疾患が増加することも懸念されており問題点もいろいろと残されている．消化性潰瘍の発症や再発にストレスが関与していることは疫学的にもこれまで証明されており，心身医学的な学説が否定されたことにはもちろんなり得ない．最近では *H. pylori* 感染をストレス反応による免疫反応の減弱として精神神経免疫の観点から結びつけようとする報告もあり[5]，心身医学的理解の重要性が再浮上している．ここでは，心療内科医の立場から心身症としての消化性潰瘍を概説し，診断や治療における心身医学的理解の必要性について論じていきたいと思う．

A．心身症としての古典的研究

　心身医学の歴史を振り返ると消化性潰瘍は過敏性腸症候群と並んで代表的な消化器心身症として位置づけられており，消化性潰瘍における心身相関の研究は以前から多くなされている．その研究の基礎となるものは1930年代にSelyeの提唱した汎適応症候群（general adaptation syndrom）の概念である[6]．彼はストレスによる共通した生体反応として消化性潰瘍の発生，胸腺の萎縮，副腎皮質の肥大の3つの徴候をあげ，当時からストレスと消化性潰瘍の密接な関連性について注目していた．

　一方，精神分析的な立場からはAlexanderの自律神経反応論が古典的に有名である[6]．彼は対人関係においてある衝動の適切な表現が抑圧されたり制止されたりすると，常に慢性の情動的緊張状態が生じ，その慢性という性質のために緊張状態は自律神経機能に持続的な影響を及ぼすとする自律神経症という概念を提唱した．自律神経症では情動状態に対する2種類の自律神経反応を考えた．すなわち競争感情を伴った攻撃性の発散が阻止されると，交感神経系の慢性的過活動が起こり，高血圧症や甲状腺機能亢進症が生じやすくなる．一方，他者に救いを求める依存的な傾向が阻止されたときは，副交感神経系の過剰興奮が起こり胃潰瘍や気管支喘息が生じやすくなるとしている．この理論から彼は潰瘍患者の性格特徴として表面的には野心的で，独立的，活動的であるが内面的，無意識的には依存的であり，愛されたい，保護されたいという特徴を有するとし，いわゆる「潰瘍性格」を提唱した．

　さらに，1950年代に入りMirskyらは十二指腸潰瘍の病因に関して生理的，心理的，社会的な因子の役割を明らかにするために次のような研究を行った．陸軍召集兵2,073人のペプシノーゲンを測定し，なかからペプシノーゲン高分泌者63人と低分泌者57人を選び，全例に胃透視を行ったところ4人の十二指腸患者が存在し，基礎訓練後には潰瘍が存在したものは9人に増えており，すべてペプシノーゲン高分泌者であった．次に精神科医が心理テストに基づいて

高分泌者か低分泌者か予測したところ 85％の的中率であった．さらに心理テストから 10 人が潰瘍ありと予測されたが，実際そのなかの 7 人に潰瘍があり，残り 3 人中 2 人が高分泌者であった．また，この結果より胃液の高分泌や特異な心理特性はいずれも単独では十二指腸潰瘍を発生させることはできないが，これら 2 つの因子が組み合わされたうえでさらにその個体にとって有害な社会的状況にさらされたときに潰瘍が生じるとした．彼らの研究は十二指腸潰瘍の成因を包括的に predictive, prospective な立場から心身相関を明らかにしたもので心身症の代表的研究モデルである．

B．消化性潰瘍とうつ

　日常臨床のなかで消化器科医が消化性潰瘍患者を多数診療していくなかでうつを伴う患者を経験することは少なくない．同様に精神科医がうつ病患者の治療をしていくなかで消化性潰瘍を合併している患者を多く経験する．須藤ら[7]は事例検討から消化性潰瘍の発症や増悪とうつ病性障害との関係には，①消化性潰瘍が先行し，二次的にうつ病性障害を合併する場合，②うつ病性障害が先行するが，その程度と無関係に潰瘍が発症する場合，③うつ病性障害が先行し，その悪化に伴って潰瘍が発症する場合，④うつ病性障害が寛解し，うつ症状がないにも関わらず潰瘍が発症する場合の 4 つのパターンがあったと報告している．文献的には消化性潰瘍とうつ病との関連性については関連が少ないとする報告も散見するが，関連性があるとする報告がはるかに多いようである[8]〜[10]．島田ら[11]は発症前に消化性潰瘍が初発しているうつ病患者の病前性格を検討したところ非潰瘍群に比べて有意に執着性格・メランコリー親和型が多く，うつ病と心身症としての疾病近接性を報告し，Walker ら[12]もうつ病が消化性潰瘍か否かを区別する最良の変数であったことを報告している．Levenstein ら[13]は 4,595 人の非潰瘍者について 10 年後に prospective に調査を行ったところ潰瘍の発生に寄与した要因の一つにうつが存在することを報告し，Jonsson

ら[14]はうつ状態は消化性潰瘍に続発する反応であると報告している．

C．ストレス潰瘍

　消化管はストレスの影響を受けやすい臓器の一つであり従来より"ストレス潰瘍[4,15,16]"という用語が臨床的によく用いられている．

　並木[16]はストレス潰瘍の概念を「種々のストレッサーにより引き起こされたストレス状態において，胃・十二指腸潰瘍をはじめとする消化管に発生した急性の潰瘍性変化」として捉えている．すなわち，消化性潰瘍とは一般的には慢性の胃潰瘍および十二指腸潰瘍を意味するが，ストレス潰瘍は急性潰瘍を指し，粘膜筋板より深層に及んだ粘膜欠損だけではなく，びらんや粘膜出血（acute gastric mucosal lesions；AGML）までも含めるために潰瘍性変化と表現している．ストレスは心理的ストレスだけとは限らず，熱傷や頭部外傷などの身体的ストレスによっても起こることが知られており，種々の要因が複雑にからみ合って生体のホメオスターシスが破綻することで潰瘍性病変が発生すると考えられている．

　発症機序についてはまだ不明な点が多いが現在は図 10 に示すようなメカニズムが想定されている[17]．すなわち，生体にストレスが加わった場合に大脳皮質から視床下部に伝わり，これにより副交感神経系，交感神経系，下垂体－副腎系の各経路から胃粘膜に対しては攻撃因子（塩酸，ペプシン，ガストリン分泌）を強め，防御因子を弱めるように働きかける結果，潰瘍形成へと発展する．特に，最近の研究では，胃粘膜の虚血反応に，フリーラジカル，プロスタグランジン，ロイコトリエン，血小板活性因子，エンドセリン，熱ショック蛋白など多くの因子が関与していることが示唆されている．また，上原ら[4,15]はインターロイキン 1 の中枢神経系を介して強力な抗潰瘍作用および胃分泌・胃運動抑制効果を見い出し，免疫系も消化性潰瘍の病態に関与していることを示した．

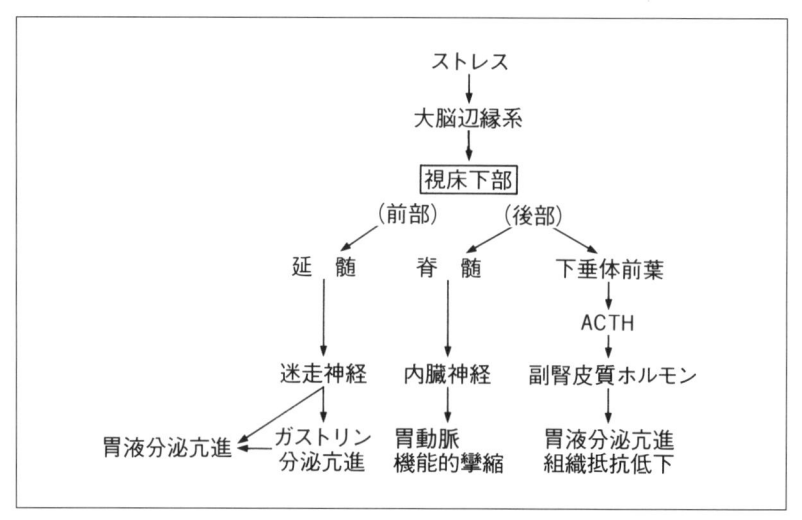

図10 消化性潰瘍の成因における自律神経系の役割とその中枢支配 (松尾)[17]

D. ライフスタイルと消化性潰瘍

　心身症の診療において，消化性潰瘍の再発を防止するには薬物のみでは不十分であり，日常の生活習慣やタイムスケジュールあるいは心理・社会的ストレスについても把握しておく必要がある．石岡ら[18]は潰瘍患者のライフスタイルについて調べたところ，喫煙，不規則な食事，不十分な睡眠，仕事の多忙が再発に悪影響を与えていることを報告している．
　中村ら[19]は消化性潰瘍の経過に及ぼす喫煙，飲酒，コーヒーの影響を検討したところ，飲酒やコーヒーは潰瘍の再発や治癒に大きな影響は与えていないが，喫煙については潰瘍の再発に明らかな悪影響を及ぼし，治癒もある程度抑圧することを報告している．三崎ら[20]は喫煙はすべての潰瘍に強い危険因子であり，香辛料が胃潰瘍で，コーヒーが十二指腸潰瘍で，アルコールが他の因子との組み合わせで胃潰瘍の危険因子になりうることを報告している．

八城ら[21]は潰瘍患者群と対照群の間でストレス状態の客観的尺度である日常の苛立ち事，抑うつ尺度，情緒的支援については有意差は認めなかったが，男性において，未婚であること，喫煙，不規則な食事が潰瘍のリスクを高めていたと報告している．

　以上の報告からも消化性潰瘍において喫煙や不規則な食習慣などは確かにリスクファクターであることは確定的な事実である．しかしながら，これらのリスクファクターをやみくもになくすことで消化性潰瘍の発症や再発の防止にはつながらないと考えている．

　各リスクファクターはストレスに対するコーピングスタイルであり，それぞれをなくそうとするのではなく，より健全な方向に修正することが重要である．具体的には仕事がかなり忙しく，いらいらすることが多いためタバコの本数が増えてしまい，帰宅も遅くなるため食事が非常に不規則で，その生活が数ヵ月続いたことで消化性潰瘍が発生した患者がいたとする．この患者に対するアプローチとしては禁煙を勧め，食事を規則的に摂らせるだけの指導ではコーピングスタイルの修正にはならないのである．仕事中心の生活にならざるをえない本質的な理由はどこにあるのか（ストレスコーピングの理解），職場以外にストレス要因はないか（ストレッサーの把握），ストレスを他の形で発散できる方法はないのか（ストレスマネージメントの教示），仕事量や時間の調整はどの程度まで可能か（ソシアルサポートの確認）などを時間をかけて介入していくことが本質的な治療であると考えている．

E．心身症からみた消化性潰瘍の診断

　最近では，消化性潰瘍の心身症としての診断基準の作成の試みがいくつかなされている．一つは石川[13]の診断基準（**表14**）で，生活習慣の乱れや失感情症，失体感症，過剰適応といった心身症に共通してみられる性格特性に加えて，発症前における生活上の出来事の数などが大きな項目となっている．潰瘍の程

表14 消化性潰瘍の心身症としての診断基準
(石川試案)[22]

1．心身症が強く疑われる場合：以下のうち2要因が存在する場合
　1）吐血，下血，巨大潰瘍など入院を必要とする場合や再発を繰り返している場合
　2）日常生活上の問題の存在，以下のうち2項目以上が認められるとき
　　A：飲酒習慣（5日/week，1日3合以上）
　　B：喫煙習慣（20本/day以上）
　　C：不規則な睡眠，もしくは不十分な睡眠
　　D：多忙（仕事）
　　E：責任の重い仕事
　　F：不規則な食習慣
　3）以下にみられる性格傾向や行動特性のうちいずれか一つが認められる
　　A：失感情症
　　B：失体感症
　　C：過剰適応
　4）発症前の人生上の出来事（例；配偶者の死，家族の問題など）や日常の苛立ち事（少なくとも2項目以上）の存在
2．心身症を疑ったほうがよい場合：上記の4要因のうち1要因が認められる場合

度を吐血，下血，巨大潰瘍など入院を必要とする場合や再発を繰り返しているように重症であることを診断項目の一つに挙げているのが特徴である．もう一つは中井ら[23]の診断基準（**表15**）で，石川[22]の基準と同様に日常でのストレスや生活習慣の問題を基準の中に含めている点が共通している．これらの診断基準を改めて吟味してみると，診療場面で潰瘍患者の表象のみに関わった場合は情報が少ないために心身症の診断基準を満たさず，患者と深く関わり合って，多くの情報を得た場合は診断基準に当てはまる項目が増えて心身症と診断されることになる．すなわち，これらの診断基準に当てはまらないと判断された消化性潰瘍は，果たして本当に心身症ではないといえるであろうか．

表15 心身症としての消化性潰瘍の診断基準
(中井試案)[23]

1. 心身症（確診）
    A, B, Cの3項目が認められる
    A. 潰瘍発症に先立ち，明らかなライフイベントかストレスフルな状況が認められる
    B. 生活習慣における問題が，次のうち二つ以上認められる
        1. 喫煙習慣（20本/day以上）．
        2. 不規則な食生活（朝食抜き，深夜にわたる夕食）
        3. 不規則な睡眠時間（不定な就寝時間，睡眠時間不足）
        4. 飲酒習慣（4合/day以上）
        5. 不十分な休息（休日出勤，残業）
    C. 心身症に特徴的な性格傾向，行動特性が，次のうち二つ以上認められる．
        1. 過剰適応が認められる
        2. 不適切なストレス対処行動が認められる
        3. 適切な援助システムをもっていない
        4. いわゆる「潰瘍性格」が認められる
        5. 失感情症が認められる
        6. 失体感症が認められる
2. 心身症（疑診）
    A, B, Cの3項目のうち2項目が認められる

並木[24]は消化性潰瘍を，潰瘍をもった人間全体として把握して取り扱うことがきわめて大事であるとし，これを臨床的に潰瘍症として，体質や環境を含めて図11のように説明している．すなわち，並木によれば体質は形質（形態），素質（機能），気質（精神）に分かれ，その体質が生育環境や心理・社会的環境に反応し，さらにリスクファクターなどの要因の影響を受けて潰瘍は発症するとしている．先に取り上げた *H. pylori* 感染はその他の要因に含まれると思われる．

並木の指摘するように，消化性潰瘍患者はすべての事例において全人的な診断・治療が重要であることを心身症の立場から強調しておきたい．

2．消化性潰瘍は心身症か

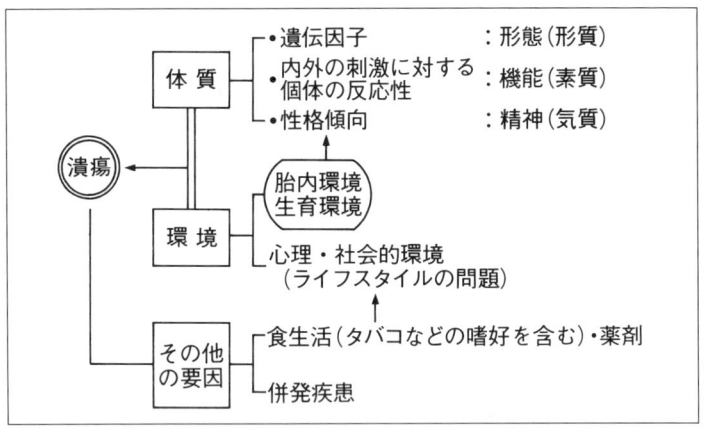

図 11　潰瘍症の成り立ち（並木）[24]

F．心身医学的治療

　治療の基本は H_2 ブロッカーや PPI などの消化性潰瘍に対する内科的な薬物療法であることはいうまでもない[25]．また，H. pylori に感染しているのであれば再発の予防も考慮して除菌することが望ましい．不安や抑うつが消化性潰瘍に overlay しているのであれば少量の抗不安薬や抗うつ薬を用いることで潰瘍の改善を促進したり，再発を予防することも経験する．行動医学的観点から，潰瘍の発症や再発に関わっているライフスタイル（服薬コンプライアンス，食事時間，嗜好品の使用，睡眠時間，仕事量，休養の回数など）を詳細に分析し，抽出された問題行動を強化している要因を治療者のみならず患者も十分把握して，問題解決に取り組む．とくにこのライフスタイルの変容を促していくことはどの成書にも記載されていることであるが，十分な時間をかけて，円滑な治療者－患者関係が成立しなければ実際はなかなか困難である．また，リラクゼーションの目的で自律訓練法を教示することは有用である．消化性潰瘍にバ

イオフィードバック療法の試みもあるが，現在のところその効果は疑問視されているようである．

まとめ

最近，H. pylori とさまざまな疾患との関連性が議論されるようになっている．また，除菌による問題点も浮上しており，H. pylori 感染は消化性潰瘍に特異的な原因ではないことを示唆している．消化性潰瘍を bio-psycho-social モデルで考えるならば H. pylori は biological な問題点に過ぎず，この問題点のみを解決しようとしても psycological な問題点，あるいは social な問題点にも目を向けなければ本質的な治療は困難であると思われ，心身医学的評価や治療の重要性が改めて見直されているといえよう．

<文 献>
1) 増田彰則, 山野秀文, 野添新一, 他：消化性潰瘍は心身症か－行動医学からの検討. 消化器心身医学 3：30-36, 1996.
2) Michael, N. and Charles, T.：Stressful life events, acid hypersecretion, and ulcer disease. Gastroenterology 84：114-119, 1983.
3) Warren, J.D. and Marshall：Unidentified curved bacilli on gastric epithelium in active chronic gastritis. Lancet 1：1273-1275, 1983.
4) 上原 聡, 久保田達也, 高後 裕：ストレスと消化性潰瘍のかかわりあい. Medical Practice 12：823-826, 1995.
5) Dtevall, G.：Peptic ulcer, noxious stress and campylobacter pylori, Gastroenterology 96：252-253, 1990.
6) 中川哲也：消化性潰瘍の心身医学－その歴史. 消化器心身医学 3：1-6, 1996.
7) 須藤智行, 阿部達也, 中畑 元, 他：消化性潰瘍とうつ病性障害についての臨床的検討. 消化器心身医学 3：13-18, 1996.
8) Piper, D.W., Ariotti, D., Greig, M., et al.：Chronic duodenal ulcer and depression. Scand. J. Gastroenterol. 15：201-203, 1980.
9) Thomas, J., Piper, D.W. and Greig, M.：Chronic gastric ulcer and Life events.
10) Magni, G., Salmi, A., Paterlini, A., et al.：Psychological distress in duodenal ulcer and acute gastroduodenitis. A controlled study. Dig. Dis. Sci. 27：1081-1084, 1982.
11) 島田達洋, 加藤 敏, 岡島美朗, 他：消化性潰瘍が先行するうつ病の臨床的検討.

臨床精神医学 26：369-376, 1997.
12) Walker, P., Luther, J., Samloff, I.P., et al.：Life events stress and psychosocial factors in men with peptic ulcer disease. II. Relationships with serum pepsinogen concentrations and behavioral risk factors. Gastroenterology **94**：323-330, 1988.
13) Levenstein, S., Kaplan, G.A. and Smith, M.W.：Psychological predictors of peptic ulcer incidence in the Alameda Country Study. J. Clin. Gastroenterol **24**：140-146, 1997.
14) Jonsson, B.H. and Theorell, T.：Life events, abdominal pain and depression in peptic ulcer and depressive disorder. Int. J. Psychosom. **38**：27-32, 1991.
15) 並木正義, 上原　聡：潰瘍の発生とストレス. 心身医療 **3**：341-346, 1991.
16) 並木正義：ストレスと消化性潰瘍. 臨床成人病 **18**：1207-1213, 1988.
17) 松尾　裕, 関　敦子：消化性潰瘍の発生, 治癒機転と自律神経系. 診療 **20**：172, 1967.
18) 石岡　昭, 佐々木大輔, 須藤智行：ライフスタイルと潰瘍. 心身医療 **3**：362-368, 1991.
19) 中村孝司, 鎌上孝子, 大国篤史, 他：消化性潰瘍の経過におよぼす喫煙, 飲酒ならびにコーヒーの影響に関する検討. 日消病会誌 **80**：2493-2503, 1983.
20) 三崎文夫, 林　恭平, 渡辺能行, 他：消化性潰瘍のリスク・ファクターに関する疫学的研究. 日消病会誌 **80**：2504-2511, 1983.
21) 八城博子, 東あかね, 宮地尚子, 他：消化性潰瘍患者におけるストレスについての比較研究. 日消病会誌 **91**：1075-1085, 1994.
22) 石川俊男：消化性潰瘍. 心療内科 **1**：209-214, 1997.
23) 村上典子, 中井吉英, 福永幹彦：消化性潰瘍. 臨床と研究 **74**：2726-2729, 1997.
24) 並木正義：遺伝的素因よりみた消化性潰瘍. 松尾　裕監修：最新消化性潰瘍要覧. 425-428, R&D プランニング, 東京, 1987.
25) 福士　審, 村中一文, 田中義規, 他：潰瘍の心理療法. 心身医療 **3**：386-393, 1991.

（芝山幸久：消化性潰瘍. 臨床消化器内科 **13**：1727-1734, 1998.）

3. 上部消化管内視鏡検査を受ける患者の不安および苦痛に関して

　内視鏡検査は，消化器科領域では重要な検査法の一つであり，日常診療の中ではルチーンに行われている．われわれ，治療者側はなるべく患者に苦痛を伴わせないように努めているつもりであるが，患者のなかには検査に対する不安や恐怖から検査の予約を中止したり，検査前に種々の身体症状が出現したり，検査後に過度の苦痛を訴えることが少なくない．このような心理的負担を軽減していくうえで検査医は，受診者側の内視鏡検査に対する心理状況の実態について把握しておくことが必要と思われる．そこでわれわれは，検査前後にアンケート調査を行い，この結果に基づいて内視鏡検査を受ける患者の心理的側面について検討したので報告する．

A．対象および方法

　対象は国立精神・神経センター国府台病院消化器科にて上部消化管内視鏡検査を施行した外来患者120例で，精神疾患を有する患者は除外した．その内訳は男性60例，女性60例，平均年齢は男性52.3歳，女性48.9歳であった．内視鏡診断名は急性胃炎18例，慢性胃炎24例，胃潰瘍11例，十二指腸潰瘍7例，胃癌4例，その他24例，残りの32例は異常なしであった．内視鏡検査を受けた回数は，初めてが43例（男性16例，女性27例），2〜4回が45例（男性23例，女性22例），5回以上が32例（男性18例，女性14例）であった．

それぞれを初回群，2～4回群，5回以上群の3群に分類し比較検討した．回数と年齢分布に有意差はみられなかった．

方法は内視鏡検査を施行する前に**表16**に示したような【検査前】質問項目1）から12）までの自己記入式質問票に記入してもらい，検査に対する不安やストレスの程度を判定した．

内視鏡に関する説明は，内視鏡検査が必要と判断した外来医が患者に直接口頭で検査に対する具体的な説明を行い，さらに検査当日は被験者に対して患者用に作成された内視鏡検査用ビデオテープを見てもらい視覚的にオリエンテーションを行った．検査終了後は術者自らが内視鏡検査の結果を患者に説明した．説明した後直ちに自己記入式質問票の【検査後】質問項目1から7まで回答してもらい検査後の不安や苦痛の度合いについて判定した．

判定方法は【検査前】の質問項目2）はa）眠れたと答えた場合は0点，b）眠れなかったならば1点，質問項目3）から5）まではa）はいと答えれば1点として質問項目2）から5）までの合計4点満点を不安スコアとした．質問項目6）は検査前の不安について0点から10点までの自己評点法で採点して不安尺度として集計した．質問項目11）では内視鏡検査を受けることに対する心理的ストレスの有無についてたずね，各群間の比較を行った．【検査後】アンケートは質問項目1），2），5）はa）を答えれば1点，3），4）はb）を答えれば1点として質問項目1）から5）までの5点満点を苦痛度とした．質問項目7）は検査後の不安について0点から10点までの自己評定法で採点し集計した．検定方法はχ^2検定およびウイルコクソンt検定を用いた．

B．結　果

内視鏡検査前の不安状態の比較を**表17**に示す．具体的な不安状況をたずねた不安スコアでは初回群の平均が2.28で2～4回群の平均1.27，5回以上群の平均1.28に比べて有意に高かった（$p<0.01$）．

表16　内視鏡検査前後の自己記入式質問表

【検査前】
1）今まで何回ぐらい胃カメラ検査を受けたことがありますか？
　　　　　　a）初めて　　　　　　b）（　）回目
2）昨晩はよくねむれましたか？
　　　　　　a）眠れた　　　　　　b）眠れなかった
3）現在，緊張気味ですか？
　　　　　　a）はい　　　　　　　b）いいえ
4）胸がどきどきしていますか？
　　　　　　a）はい　　　　　　　b）いいえ
5）検査に不安がありますか？
　　　　　　a）はい　　　　　　　b）いいえ
6）最も高い不安を10点，全然不安がないを0点としたら現在の不安は何点ですか？
　　　　　　（　　）点
7）具体的に何が不安ですか？
　　　　①検査そのものが苦しそうで不安
　　　　②異常がないかどうか不安
　　　　③両方とも不安
　　　　④その他（　　　　　）
8）この1年間で特にストレスを感じたことがありますか？
　　　　　　a）ある　　　　　　　b）ない
9）「ある」と答えた方はストレスの内容を教えてください．

10）そのストレスの程度を教えてください．
　　　①軽度　②中等度　③重度　④極度　⑤破局的
11）内視鏡検査を受けることがストレスですか？
　　　　　　a）はい　　　　　　　b）いいえ
12）「はい」と答えた方はそのストレスの程度を教えてください．
　　　①軽度　②中等度　③重度　④極度　⑤破局的

【検査後】
1）検査は苦しかったですか？
　　　　　　a）はい　　　　　　　b）いいえ
2）もう2度と検査を受けたくないと思いますか？
　　　　　　a）はい　　　　　　　b）いいえ
3）検査の後異常があるかないかはっきりとしたのですっきりしましたか？
　　　　　　a）はい　　　　　　　b）いいえ

4) 検査の後気分が悪くありませんか？
     a) 気分は悪くない　b) 気分が悪い
5) 内視鏡検査を受けたことはストレスでしたか？
     a) はい　　　　　b) いいえ
6)「はい」と答えた方はそのストレスの程度を教えてください．
    ①軽度　②中等度　③重度　④極度　⑤破局的
7) 検査後の不安の程度を最も高い不安を10点，全然不安がないを0点としたら現在の不安は何点ですか？
     (　　)点

表17　内視鏡検査前の不安の比較

		不安スコア	不安尺度
初回群	(N=43)	2.28±1.26	5.49±2.66
2〜4回群	(N=45)	1.27±1.34	3.87±2.45
5回以上群	(N=32)	1.28±1.37	3.69±3.06

＊：p<0.01

　自己採点法で現在の不安を0から10まで評価した不安尺度でも初回群の平均5.49，2〜4回群の平均3.87，5回以上の平均3.69と初回群が他群よりも有意に高値を示した（p<0.01）．

　内視鏡検査を受けることが心理的ストレスか否かという問いに「はい」と答えたものが初回群は43例中24例（55.8％），2〜4回群は45例中22例（48.9％），5回以上群は32例中8例（25.0％）で検査を受けた回数が増すほどストレスと感じる例数の割合が有意に減少した（p<0.05）（図12）．

　内視鏡検査終了後の具体的な苦痛の度合いをたずねた苦痛スコアは，**表10**のごとく初回群の平均1.84，2〜4回群の平均1.62，5回以上群の平均1.19であった．初回群は2〜4回群とは有意差がみられなかったが，5回以上群とは有意差がみられた（p<0.01）．

　検査後の不安尺度は，初回群の平均3.26，2〜4回群の平均3.27，5回以上群の平均2.38で各群間で有意差はみられなかった．

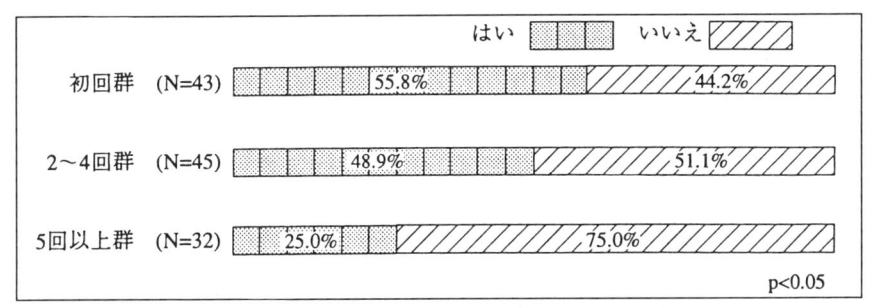

図12 内視鏡検査をストレスと感じる割合の比較

表18 内視鏡検査後の不安と苦痛度の比較

		苦痛度スコア	不安スコア
初回群	(N=43)	1.84±0.95 ┐	3.26±3.16
2〜4回群	(N=45)	1.62±1.09 │*	3.27±2.73
5回以上群	(N=32)	1.19±0.86 ┘	2.38±2.92

*：$p<0.01$

C. 考　察

　消化器科領域では上部消化管内視鏡検査を施行する機会は多く，消化器疾患を診断していくうえで重要な検査法の一つである．しかしながら内視鏡検査指示後に不安や検査の苦痛を予測して拒否されてしまうこともしばしば経験する．われわれ治療者側は検査を受ける側の心理的負担の実態を把握し，技術的な向上だけではなく，心理的ケアの向上も必要と考え今回の調査を行った．

　医療行為を受ける前の患者心理について石川[1]は「技術的に進歩しても検査を受ける前の患者の心理状態は，依然として不安に満ちたものであることに変わりない」と言及し，医学的技術の進歩に伴い，いくら安全性が向上し，患者への侵襲が低下しても患者心理を十分理解する必要があることを指摘している．

また，狩野[2]は医療を受ける前の患者心理として，未知なる検査や治療を受けることに不安を抱く「否定的動機づけ」と，診断され治療を受けることで利益を期待する「肯定的動機づけ」の葛藤が内在していることを指摘し，この2つの動機づけの葛藤により治療過程が促進したり，抵抗したりするとしている．

今回のアンケート調査から，検査前は初めて検査を受ける者は今までに内視鏡検査を体験した者に比べて有意に不安が高いことが判明した．瀬川ら[3]も内視鏡検査を初めて受ける者では経験者に比べて状態不安尺度が高く，内視鏡検査前の緊張状態が強かったと報告し，松岡ら[4]も検査回数が多くなるに従って不安が減少することを報告しており，彼らの報告を支持する結果であった．内視鏡検査に対する患者の不安は，内視鏡検査そのものに対する不安と病気そのものに対する不安に分けられる．特に初回の患者の場合は「悪性の病気ではないか」といった未知の不安が頻回の経験者よりもはるかに強いと考えられる．今回の結果で初回群で有意に不安が高く，2〜4回群と5回以上群で検査前の不安に差がみられなかったことから検査に対する慣れだけでなく，病名が明らかになり不安が解消されたと考えられた．Lanius[5]やLevyら[6]は初めて内視鏡検査を受ける患者に対して，検査手順を詳細に説明しても不安を軽減させるに至らなかったことを報告している．すなわち，初めて検査を受ける者に対しては狩野のいう「否定的動機づけ」を軽減するために，機械的な説明以外に心理的配慮を考慮した対応が特に重要であると考えられた．

「不安」の測定はアンケートの項目から抽出したが，小此木[7]は不安の現れ方には本人に自覚されない潜在的不安と本人にはっきりと意識される顕在的不安があり，不安の性質には誰が聞いてももっともだと思う現実不安と現実性を欠く病的不安があるとしている．今回検討した不安は，顕在的不安，現実不安に相当し，内視鏡検査そのものに対する不安を反映していると考えられた．今後はさらに項目数を増やして検討していきたいと考えている．不安の測定法としてSpielberger[8]によって作製されたSTAI日本語版やTailor[9]の作製したMAS日本語版などの心理テストを用いた方法も試みられているが，身体症状を訴えて来院した患者に心理検査を勧めた場合に「ノイローゼ扱いにされた」という誤解から検査に反感を示す患者もいるという指摘もある[10]．したがって，今回の研究では内視鏡検査における患者のQOLを考慮しながら自己記入式の

質問票を作成し，不安や苦痛の調査を行った．

「内視鏡検査を受けることがストレスですか」という問いに対して「はい」と答えた者の割合は検査回数が多くなる群に従って低下した．すなわち，初めて検査を受ける者は半数以上がストレスを感じているのに対して5回以上検査を経験した者ではその割合が1/4に減少していた．ストレスの定義としてLazarus[11]は「ストレスとは人間の認知評価を通じて，脅威とされたものを意味し，この認知に基づいてストレス対処行動が生じる」としている．また，加藤[11]はライフイベントが特定の個人にとってストレスとなったか否かは，ストレスの特徴とともに個人の耐性，これに伴うストレス評価の主観性と客観性にかかっているとしている．したがって，内視鏡検査を一つのライフイベントとして捉えた場合，受診者にとってはLazarusのいう「脅威」であり回数を重ねて経験を増やすごとにストレス耐性が形成されていると考えられた．さらに小此木[12]はストレス反応の水準を規定する要因の一つとして個人の生活体験の系列の中でそのライフイベントがどのような意味をもつかということをあげている．すなわち，検査回数の多い者にとって内視鏡検査は病変の悪化や再発がないかどうか確認したり，定期的な検査により病気を早期に発見する一つの手段であるため，生活体験の系列の中では健康の保証を得るための体験として理解されており，そのためストレス反応の水準は低いと推察された．

内視鏡検査後の心理状態として苦痛の度合いと不安の程度を比較した結果，初回群のほうが5回以上群よりも苦痛が強く，不安は有意差がみられなかった．抱井ら[13]は人間ドックで全大腸内視鏡検査を施行した2,358名にアンケート調査を行ったところ，初回受診者に比べ2回以上の経験者が高率に「楽であった」と回答していると報告しており，内視鏡の検査部位は異なるがわれわれの調査もそれに近い結果であった．上部消化管内視鏡検査に伴う「苦痛」についてはレントゲンと内視鏡では程度が同じとする報告[14]や，上部消化管検査よりも，全大腸検査のほうが苦痛が少ないとする報告[13]などがあり，これらの報告を含めて考えても検査を初めて受けた者においては内視鏡検査が強い身体的ストレスであったと推察された．

内視鏡検査に伴う苦痛を軽減させる試みとしては，Diazepamを静注する報告[15]やFlunitrazepamを静注する報告[16]，筋弛緩訓練が苦痛を和らげるのに

有効であった報告[17]などがあるが，まだ一般的であるとはいえず，今後も研究を重ねていく必要があると考えられた．

まとめ

上部消化管内視鏡検査を受けた120例の患者に対し，自己記入式質問表でアンケート調査を行い，検査前と検査直後の心理状態について比較検討し以下の結論を得た．

①検査前の不安は初めて検査を受ける患者で最も高く，検査の経験回数が増えるほど不安は低下した．

②検査の経験回数を重ねるほど検査をストレスに感じる患者の割合が低下した．

③検査中の苦痛の程度は初めて検査を受ける患者群が検査の経験回数が豊富な患者群よりも有意に高かった．

④患者の不安や苦痛の程度を客観的に知る方法として自己記入式質問表が有用であった．

<文　　献>

1) 石川　中：検査を受ける患者の心理的問題．看護技術 14：21-24, 1968.
2) 狩野力八郎：医療を受ける心理と医原神経症．からだの科学 増刊 10：104-109, 1979.
3) 瀬川昂生, 有沢富康, 丹羽康正, 他：上部消化管内視鏡検査受診者の心理的負担についての研究．Gastroenterol Endosc 32：2366-2372, 1990.
4) 松岡　緑, 原チヨ子, 石内房枝, 他：胃内視鏡検査時の患者の心理状態と看護婦の指導．看護研究 12：107-111, 1979.
5) Lanius M, et al：Dose an information booklet on gastrointestinal ebdoscopy reduce anxiety for these examination? Results of randomized study with 379 patients. Z Gastroenterol 28：651-655, 1990.
6) Levy N, et al：Dose a detailed explanation prior gastroscopy reduce the patient's anxiety? Endoscopy 21：263-265, 1989.
7) 小此木啓吾：不安とその病理．からだの科学 増刊 10：143-147, 1979.
8) 中里克治, 水口公信：新しい不安尺度STAI日本版の作成．心身医 22：108-112, 1982.

9) Tailor JA, 阿部満洲, 高石 昇：日本版 MMPI 顕在性不安検査（MAS）使用手引き, 三京房, 京都, 1968.
10) 馬場礼子：心理検査. からだの科学増刊 10：127-131, 1979.
11) 加藤正明：ストレスとストレス因子－その人間とのかかわりについて－. ストレスと人間科学 6：10-16, 1991.
12) 小此木啓吾：心的ストレス反応. からだの科学増刊 10：148-151, 1979.
13) 抱井昌夫, 野村朋子, 吉田美代子, 他：人間ドックにおける全大腸内視鏡検査の受容性の検討. 健康医学 5：40-44, 1990.
14) Hacker III JF, Chobanian SJ, Johnson DA, et al：Patient preference in upper gastrointestinal studies. South Med J 80：1091-1093, 1987.
15) 永井規敬：消化管内視鏡における diazepam の one-shot 静注. Gastroenterol Endosc 28：2846-2852, 1986.
16) 中尾照男, 永井米二郎, 関原 正, 他：フルニトラゼパム静注による内視鏡検査時の鎮静法の有用性について. Gastroenterol Endosc 32：638-641, 1990.
17) Wilson JF, Moore RW, Randolph S：Behavioral preparation of patients for gastrointestinal endoscopy：Information, relaxation, and coping style. J Human Stress 8：12-23, 1982.

(芝山幸久：上部消化管内視鏡検査を受けた患者の持つ不安および苦痛に関する検討. 心身医療 7：1347-1353, 1995.)

4. 消化器手術に伴う心身医学的諸問題

「手術」という言葉を耳にした患者はまず何を思うだろうか．多くの患者は驚きとともに，「手術をしてほんとうに治るのであろうか」「どんなことをされるのだろう」「痛くないだろうか」など，あれこれと頭に浮かべて不安をつのらせるであろう．この驚きと不安の状態で入院し，術前検査を受け，手術に臨む．

手術は身体的にも精神的にも大きなストレスであり，このストレスは外科学がいかに進歩しても不変である．患者はこの大きいストレスが加わった状況下で，治療者側に強く期待することで心身の安定を保ちながら手術を受け入れていく．この心身の安定を維持していくには，治療者の患者に対する基本的信頼関係および治療者の患者に対する共感的理解が必要である．この基本的な関係を良好にしていくうえで，心身医学的理解と配慮が要求される．

ここでは，手術に伴う諸問題の心身医学的側面に焦点を合わせ，外科医に必要な心身医学的アプローチについて解説する．

A．手術経過に伴う患者の心理過程

1）術前の心理

入院して手術を受ける患者は，疾病に罹患していること自体がストレスとなっている．

Holmesによれば，ストレスの強さの度合いを「配偶者の死」を100とした場合，「自分の病気」は53としており，ストレスの度合いは高い．さらに手術を受けるストレスが加わるので，患者の受ける心理的負担は大きい．

手術が決定されてから施行されるまでの間は，種々の不安に満ちている．第1に死の恐怖がある．このまま麻酔から醒めないのではないか，手術が失敗して死んでしまうのではないかなどと感じることがある．特に，開心術などの大きな手術前には，その恐怖感はよりいっそう強いものとなる．

第2に機能喪失の不安がある．たとえば，眼の手術であれば失明の不安，喉頭の手術であれば失声の不安，泌尿器系の手術であれば性的機能の喪失の不安などである．この不安は，手術を受ける患者の年齢や職業などの社会的な背景により程度は異なる．

第3に手術の疼痛に対する不安がある．この不安は，いかなる小さな手術でも生ずる可能性がある．一般に小児において多くみられる．

以上の不安感のほかに抑うつ感も生ずる．自己の疾病が，内科的には治癒しえないといった落胆の気持ち，入院による環境変化，あるいは経済的な問題などが重なり抑うつ状態となる．特に，責任感が強く几帳面で，完全主義傾向の強い人にみられやすい．

2）術中の心理

局所麻酔下での手術は，意識が生命のため不安と緊張が最高となる．したがって，周囲の状態に非常に敏感になっており，術者は手術野のみに集中せず，絶えず患者の意識にも注意する必要がある．

3）術後の心理

患者は，手術を終えたことに対して大きい安心感を得る．精神的ストレスが除去されたことと，治癒に対する期待からその安心感は生ずる．しかし，手術がうまくいかなかったり，術後の経過が長期化したり，あるいは疼痛が強い場合は，新たな精神的ストレスが加わり，不安，抑うつ傾向を呈することがある．これは患者が術前にいだいていた期待が裏切られたことによる心理的反応である．

手術後の身体的回復期は，今まで離れていた家庭，職場にもどり，失われていた日常生活の規則性に再適応していかなければならない．特に入院生活の長かった患者においては，退院は喜びであると同時に社会的ストレスでもあるといえる．この時期は治療者は患者に自信を与え，精神的支持をしていく必要がある．さらに，家庭や職場からの援助を得ることにより，患者は社会に再適応していく．

B．手術に伴う心身医学的問題とその対応

1）術前の不安，恐怖

術前の患者の心理状態を十分に理解することは，手術後の経過においても良好な影響を与える．それには，まず患者のもつ不安を受容することが必要である．患者は未知なるものに不安をいだいているわけであるから，手術経過の予定や，検査結果，手術によって起こりうる症状などは，具体的に説明する．家族がいれば，一緒に説明を聞かせたほうが，患者が安心する場合が多い．患者の不安感が安易に察知できないときは，家族から情報を提供してもらってもよい．治療者には，なかなか感情を表さず，家族に本音をいう場合があるからである．

患者と接している時間が長いほど，患者とのラポールはつけやすい．それには，治療者は面倒がらずに時間が許す限り会話をもつことである．会話の内容も，手術のみだけではなく，ときには日常的なことも話題にしてみる．

不安の強いときには，薬物療法で不安を軽減するのも有効である．主にマイナートランキライザーが使用されるが，症状の強さに応じて薬剤を選択していけば，より効果的である．**表19**は，不安，緊張の程度からみた代表的な抗不安薬である．

表19　不安・緊張の程度からみた抗不安薬の臨床的分類

- 軽い不安・緊張
  - clotiazepam（リーゼ）　　　　　15〜30 mg
  - oxazepam（ハイロング）　　　　15〜40 mg
  - oxazolam（セレナール）　　　　15〜40 mg
  - chlordiazepoxide（バランス）　　15〜40 mg
  - medazepam（レスミット）　　　10〜30 mg
  - flutazolam（コレミナール）　　　12〜16 mg
  - tofisopam（グランダキシン）　　150〜300 mg
- 中等度の不安・緊張
  - fludiazepam（エリスパン）　　　0.75〜1.5 mg
  - prazepam（セダプラン）　　　　10〜20 mg
  - mexazolam（メレックス）　　　　1.5〜3 mg
  - alprazolam（ソラナックス）　　　1.2〜2.4 mg
  - diazepam（セルシン）　　　　　4〜15 mg
  - clorazepate（メンドン）　　　　15〜30 mg
  - flutoprazepam（レスタス）　　　2〜4 mg
- 強い不安・緊張
  - bromazepam（レキソタン）　　　4〜15 mg
  - cloxazolam（セパゾン）　　　　2〜8 mg
  - lorazepam（ワイパックス）　　　1〜3 mg
  - etizolam（デパス）　　　　　　1.5〜3 mg

（　）内は市販名　　　　　　　　〔筒井，1987〕

2）polysurgery

　polysurgeryとは，手術を沢山受けることに嗜癖的な傾向をもつ患者のことで，無意識的な願望として「逃避」「自己破壊」「被虐的欲求」などが動機となる．「頻回手術症」と訳されるが，特に手術の回数に規定はなく，たとえ2回の手術でも，患者の無意識的な願望で行われたものはpolysurgeryと呼ぶ．小比木は，polysurgeryには固執型と移動型の二つのタイプがあるとし，前者は同一身体器官ないし領域に関するpolysurgeryで，後者は多数の器官や局面への手術としている．

　固執型としてもっとも典型例は腸管癒着症である．特に虫垂切除術が原因として一番多い．すなわち，虫垂切除術後に患者はしきりに腹部症状を外科医に訴える．必要性が曖昧であるにも関わらず，外科医は術後腸管癒着症のもとに，

患者の手術に対する願望に左右されて施行する．以降，手術と腸管癒着の悪循環が繰り返される．患者はこの悪循環により，いっそう社会に対する逃避傾向が強くなる．

　polysurgeryの治癒の基本は予防することである．これには，十分な身体的検査を行うとともに，治療者と患者のコミュニケーションがスムーズにいっていないと患者は，過度に心気的になり，polysurgeryを引き起こすことがある．また，外科医にも心身医学的に患者を観察することも必要であり，身体的評価に加え心理的評価も行うべきである．

3）開腹術後不定愁訴

　polysurgeryに至らないまでも，開腹術後に頑固な腹部症状，易疲労感，頭痛，不眠，めまいを訴える場合がある．たいてい，これらの愁訴は手術後，しばらく経過してからみられることが多い．多くの場合は，慢性的に経過する．実際に腸管癒着により症状を呈しているものもあるが，検査ではほとんど問題なく，いわゆる腹部神経症として扱ったほうがよいケースも少なくない．また手術を契機にうつ状態となり，それが身体症状として表れていることもある．

　心身医学的アプローチとしては，とにかく根気よく患者の訴えをきくことである．検査も施行前には十分に説明し，結果もなるべく具体的にわかりやすく告げたほうがよい．検査上まったく問題のない場合には，症状のこだわりに対する気づきを促せる方向で指導する．つまり，症状に負けずに，症状とうまくつき合いながら生活を送るように話す．そして，それが実行できていれば，大いに評価して，症状の注意集中を拡散していく．

4）身体器官の機能喪失の問題

　手術は身体部位に侵襲を加えるので，それにより身体器官の機能が失われてしまうことは，外科臨床でしばしば経験される．具体的には耳・鼻・眼などの感覚器官の喪失，手・足・腕などの運動器官の喪失，直腸・子宮などの内臓器官の喪失などが代表的である．

　身体器官の喪失により，自己像，社会的地位の喪失も体験する．これらの体験が患者の心理状態に与える影響は大きい．患者が喪失から回復に至るまでさ

まざまな情緒反応を起こす．一つに不安があり，機能を失ってしまったことによる将来への不安，日常生活の不安，対人関係の不安などがある．この不安状態から不眠，食欲低下，無気力感などを引き起こす．さらに障害を否認し，現実を無視するようになる．医療スタッフの説明を聞き入れず，しばしば治療や看護を拒否するようになり，トラブルの原因となる．また，怒りの感情がみられることがある．「なぜ自分だけがこんな身体になってしまったのか」「こんな身体にしたのは医者の責任だ」と治療者，看護婦，家族に怒りをぶつける．怒りの感情の背後には，もっと構ってもらいたいという依存欲求と，それが満たされない欲求不満がある．さらに認識が深まるにつれ，絶望，悲嘆するようになって徐々に現実を受け入れていく．この断念の心理を経て再適応を図り，回復過程へと進んでいく．これらの心理過程を把握しておくことは，患者理解において最低限必要である．

C．患者理解としての生物・心理・社会モデル

　手術に伴い患者には，さまざまな心理医学的問題が起こってくる．この問題を理解し解釈していくうえで，Engel の提唱した生物・心理・社会モデルの概念を取り入れていくことは有用である．
　個人（患者）は神経系の集合体であり，神経系は臓器の集合体であり，臓器は組織の集合体である．さらに，細胞，分子と細分化される．つまり，個人は生物学的な位置では最上位に位置しており，生物学的医学は個人以下の部分に関与している．
　しかし，心理・社会モデルにおいては，個人の上には二人があり，さらにその上には家族，共同体，文化，社会，国家，宇宙がある．このモデルにおいては個人は最下位に位置することになる．このように個人は生物学的モデルにおいては最上位であると同時に，心理・社会モデルでは最下位にある．
　このヒエラルキーは，下位の部分に障害があれば，上位に影響を与えるし，

4．消化器手術に伴う心身医学的諸問題

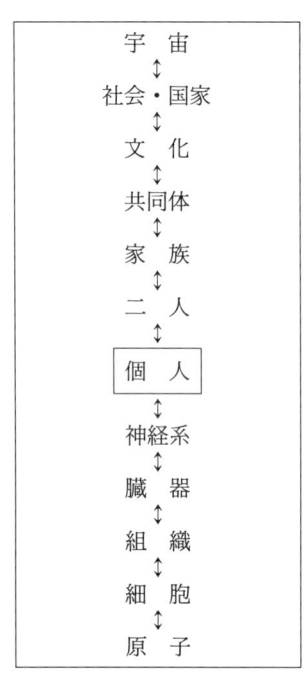

```
宇　宙
 ↕
社会・国家
 ↕
文　化
 ↕
共同体
 ↕
家　族
 ↕
二　人
 ↕
┌─────┐
│ 個　人 │
└─────┘
 ↕
神経系
 ↕
臓　器
 ↕
組　織
 ↕
細　胞
 ↕
原　子
```

図13　生物・心理・社会モデル（Engel, 1980）

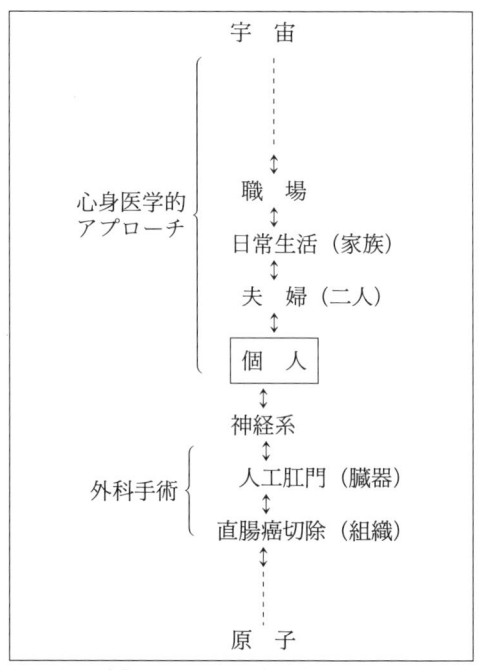

```
　　　　　　　　宇　宙
　　　　　　　　　⋮
　　　　　　┌　職　場
　　　　　　│　　↕
心身医学的　│　日常生活（家族）
アプローチ　│　　↕
　　　　　　│　夫　婦（二人）
　　　　　　│　　↕
　　　　　　└┌─────┐
　　　　　　　│ 個　人 │
　　　　　　　└─────┘
　　　　　　　　↕
　　　　　　　神経系
　　　　　　　　↕
外科手術　┌　人工肛門（臓器）
　　　　　│　　↕
　　　　　└　直腸癌切除（組織）
　　　　　　　　↕
　　　　　　　　⋮
　　　　　　　原　子
```

図14　直腸癌の手術を施行した1例のモデル

　上位に障害があれば，下位にも影響が及ぶわけである．心身医学は下位だけでなく上位も含めて患者をみていく分野であるといえる（図13）．

　手術は個人以下の部分に関与するが，治療者－患者関係，家庭などの個人以上の部分に障害があれば患者に種々の問題が生じてくることになる．たとえば，直腸癌の手術を施行した患者を例にとって説明すると，癌の切除は組織以下に関与したことであり，人工肛門の造設は臓器レベルの関与である．人工肛門により患者は，夫婦関係（二人のレベル），職場での仕事（共同体レベル）などに支障をきたすことで抑うつ的になったり，不安を感じたりする．治療者は治療的介入として，実際はそれほど不自由ではないことを具体的に説明したり，元気に生活している同様の患者の例をあげたり，あるいは悩みをよくきいて受容や支持をして社会復帰を促す．これは個人以上のレベルの関与であり，個人

のパーソナリティに問題があったり, 家族や職場の理解が得られなかったり, あるいは治療介入が不十分であると, 患者の心的外傷は遷延化してしまうのである (図14).

まとめ

以上, 外科的設定の中で, 手術前・後の患者の心理過程および, 心身医学的問題の対応について述べた. 手術は治療であると同時に, 身体的, 精神的ストレスでもある. このストレスによって生ずる障害に対処して初めて患者は治癒するのである. 今後は, この心身両面からのアプローチが外科臨床においても活用されることが望まれる.

<文　　献>

1) 志水　彰:一般の手術に伴う精神障害. 外科でみられる精神障害, 診療新社, 大阪, 第1版, 1-43, 1985.
2) 小此木啓吾:外科臨床における心身医学. 臨床外科 22:107, 1967.
3) 皆川邦直:外科的設定と術前・術後の心理. 医療心理学読本, からだの科学増刊 10, 小此木啓吾編, 日本評論社, 東京, 46-50, 1979.
4) 乾　吉佑:感覚器官・運動器官の手術による喪失・回復をめぐる心理. 心身症診療, 小此木啓吾ら編, 六法出版, 東京, 第1版, 2巻, 726-729, 1984.
5) Holmes, T.H., Rahe, R.H.: The social readjustment rating scale. J. Psychosom. Res. 11:213, 1967.
6) Engel, G.L.: The clinical application of the biopsychosocial model. Am. J. Psychiatry 137:535, 1980.
7) 筒井末春:薬物療法. 心身症を診る, ライフ・サイエンス, 東京, 第1版, 79-87, 1986.

(芝山幸久:手術に伴う心身医学的諸問題. 外科 49:563-567, 1987.)

5. 消化器科入院患者の心理・社会的ストレス

　一般の医学では，従来より心身両面にまたがる問題については身体的問題と心理・社会的問題と二分して取り扱ってきた．これは人間にまつわる問題は多次元的であるため，各次元別にそれぞれアプローチしていこうとする立場ともいえる．一方，Engel[1]は患者個人を生物学的側面と心理・社会学的側面を連続したヒエラルキーであらわし，生物学的側面のみの評価では不十分でそこに心理・社会面の評価を加えて全人的に診ていくことを提唱している．

　今回，著者らはEngelの生物・心理・社会モデルを消化器科入院患者に取り入れ，生物学的評価として消化器科で診断のなされた患者に対して心療内科医が心理・社会的評価を行い，心身医学的治療を必要とする消化器入院患者がどの程度存在するかを明らかにすることを試みた．

A. 対　象

　1993年12月より1994年3月までに消化器科で精査あるいは加療を目的として東北地方にある某総合病院消化器科新館2階病棟（消化器科と心療内科の混合病棟）に入院し，東邦大学付属大森病院心療内科より内科研修目的で出張した医師が担当となった患者のうち心療内科医のインテークインタビューを受けることに同意の得られた患者50例（男性25例，女性25例）を対象とした．平均年齢は男性43.2±15.4歳，女性52.3±14.9歳であった．入院患者の疾患

表20 対象

疾患名	例数	計
慢性膵炎，胆石・胆管炎，急性胃炎，胃潰瘍	6	24
十二指腸潰瘍，肝細胞癌	3	6
A型肝炎，潰瘍性大腸炎，急性膵炎，過敏性腸症候群	2	8
腸閉塞，糖尿病，食道腫瘍，脂肪肝，肝硬変，神経性嘔吐，直腸癌，慢性C型肝炎，アルコール性肝障害，食道癌，巨赤芽球性貧血，虚血性大腸炎	1	12
	総計	50

内訳は慢性膵炎，胆石症，急性胃炎，胃潰瘍がそれぞれ6例，十二指腸潰瘍，肝細胞癌が3例，A型肝炎，潰瘍性大腸炎，急性膵炎，過敏性腸症候群がそれぞれ2例，その他12例であった（表20）．

B．方　　法

毎日行われる消化器科の病棟回診に心療内科医も消化器科医と共に参加し，疾患名，検査計画，治療指針を十分把握した後，病棟に付設された心理面接室でインテークインタビューを行った．面接の日時は検査が比較的少ない午後に患者と話し合い決定した．心理面接室は個室を改造した遮音性のある6畳ほどの広さの明るい部屋で，机一つと椅子二つが置いてある．面接構造は，机を隔てて治療者と患者が向かい合う対面法で，約50分間行った．面接回数は原則的に1人1回のみとし，1回のみでは情報が不十分であったり，患者が面接を希望した場合に複数回行うこととした．面接で聴取した内容は現病歴，既往歴，

家族歴，疾病に対する理解，生活習慣，心身相関の有無，対人関係，入院後の心理状態の8項目とし，入院後の心理状態については回診のたびに評価を加えた．面接による心理・社会的評価から心身医学的治療介入が必要と判断される症例に対しては，随時患者および主治医と相談のうえ心療内科医が治療的に介入した．なお，今回の研究における面接および治療的対応は著者1人で行い，面接記録とカルテの記載内容から心理・社会的評価と治療的対応法を集計した．

C. 結　果

　各疾患別（3例以上の疾患）の心理・社会的評価内容は次のとおりであった．慢性膵炎6例中アルコール依存を認め入退院を繰り返している症例が2例で，生活習慣を改める行動修正が必要であった．ほかに自己の病気や家庭内問題でストレスを感じ，慢性的に不眠が続いている症例を1例認めた．胃潰瘍6例中2例は仕事の勤務形態が3交代勤務で食事が不規則で，仕事がかなりオーバーワークになっていることが判明した．胆石症6例中4例は特に心身医学的には介入の必要はないと判断されたが，1例は69歳女性で息子が離婚し将来を悲観しうつ状態を呈していること，もう1例は胆石の手術を受けることに過度の不安を呈していることが面接により明らかにされた．十二指腸潰瘍3例中仕事（飲食業）の関係で食事が不規則な19歳男性例，仕事に対し過剰適応でアレキシシミアスケール高得点の28歳男性例，不安が強く多愁訴で全般性不安障害と診断した38歳女性例を認めた．肝細胞癌3例中2例でうつ状態を認め，その他12例が心理・社会的側面からの治療的介入が必要と考えられた．

　以上より，心身医学的サポートが必要と思われた症例は合計25例（50％）で，25例中男性12例（48％），女性13例（52％）であった．その内容は50例中うつ病あるいはうつ状態の合併症例11例（22％），不安障害の合併症例3例（6％），身体表現性障害と診断された症例3例（6％），パーソナリティ障害の存在症例2例（4％），アルコール依存症例2例（4％），仕事の適応障

II. 消化器科領域の心身医学的課題

表21 心身医学的サポートを必要とした群の内訳

事例の内容	例数	割合（％）
うつ病・うつ状態の合併	11	22
不安障害の合併	3	6
身体表現性障害と診断	3	6
パーソナリティ障害の存在	2	4
アルコール依存の存在	2	4
仕事の停滞を伴う適応障害	2	4
その他	2	4
計	25	50

表22 消化器科入院患者の心理・社会的評価による分類

分類	例数	割合（％）
心身医学的サポートを必要としない群	25	50
心身医学的サポートを必要とし治療導入が可能な群	16	32
心身医学的サポートを必要とするが治療導入が困難な群	9	18
計	50	100

症例2例（4％），その他2例（4％）であった（**表21**）．心療内科医の行った治療的対応は25例中抗うつ薬や抗不安薬などの薬物療法と心理療法の併用が9例（36％），心理療法のみが5例（20％），認知行動療法2例（8％），残りの9例（36％）は心療内科医の直接の治療導入が困難で，主治医にアドバイスするにとどめた．

すなわち，消化器科入院患者では，心身医学的サポートを特に必要としない群が50％，心身医学的サポートが必要でありかつ治療導入可能な群32％，心身医学的サポートが必要であるも治療導入が困難な群18％と3群に大別された（**表22**）．

D．症例提示

1）心身医学的サポートが必要であり
　　　かつ治療導入可能な群の代表症例

症　例：40歳，男性，消防士．
診断名：慢性活動性C型肝炎

　インターフェロン療法目的で入院．やせ型で神経質タイプ．1ヵ月間の入院治療を受け，その後は通院して治療を続けることになったが，退院後2週間経過した頃より全身倦怠感，食欲低下が出現し本人の希望で再入院となる．インターフェロンの副作用によるうつ状態の可能性も考慮し消化器科主治医はインターフェロンを一時中止することも考えていた．

　本例と面接したところ，初回の入院中に家族のことや職業上の将来的なことをあれこれ考えていくうちに不安が増強してきたという．また，これまで仕事も休み，家族にも負担をかけて続けてきた治療が副作用のために中断されたとしたら，今までの苦労が水の泡となり，そのことで落ち込んでいると語られた．結局その後，主治医とも相談のうえ，数回のカウンセリングを続けてインターフェロン療法は続けることとなった．

2）心身医学的サポートが必要であるも
　　　治療導入が困難な群の代表症例

症　例：19歳，女性，看護学生．
診断名：AGML（急性胃粘膜病変）

　休日，教会の仲間とカレーライスを食べ，夕方頃より心窩部痛出現．横になり我慢していたが腹痛が次第に増強し，嘔気・嘔吐がみられ，吐物に血液の混入がみられたため当院救急外来を受診．救急室で鎮痙剤注射するも改善なく消化器科に入院となった．上部内視鏡検査の結果AGMLと診断された．昨年の

秋も文化祭の準備で忙しかった頃,同様のエピソードで入院の既往がある.面接では,学校に何の連絡もせず入院してしまったことを気にかけ,早く退院したいという.実習も始まりかなり忙しくなってきたが,特にストレスとは感じていないので早く学校に戻りたいと訴え,いわゆるアレキシシミックな印象を得た.結局,本人の強い希望で4日後に退院となり,退院後外来受診していない.

E. 考 案

祖父江[2]は,「心から身のほうへの関心や研究は盛んで,多くの成果が得られているが,身から心への影響については,まだ十分でなく,心身一如を基盤とする心身医学や心身症の理解のためにも,今後さらにこうした方向からのアプローチが是非必要であろう.」と述べ,身体的,生物学的レベルの機能異常や器質的障害に対しての心身医学的治療介入や評価・研究の重要性を強調している.今回,著者らの行った研究は,祖父江の指摘する身(消化器疾患)から心(心理・社会的評価)への影響についての実態調査である.調査の方法として,精神力動的見地から個人特有の全人的な全体像と,その個人にとっての症状や問題の意味合いを理解する方法として総合的診断面接法を採用した.対象は設定された期間内(4ヵ月間)に固定した消化器科医が担当した患者を選択していることから,対象の選択バイアスはかかっていたと考えられた.

山本[3]は内科の患者は身体症状の内科的治療を期待して入院し,決して最初からこころの問題にふれられるとは思っていないため,内科の心理的アプローチは,身体症状の聴取,検査から始まり医師と患者の両者が医療心理学的理解の重要性を認識のうえ進めるべきであると指摘している.すなわち,患者にとって面接を受けることが治療的に還元されうることかを慎重に検討し,十分な説明をし,患者の同意を得られたうえで面接が行われなければならない.この点については方法でも示したように,対象が入院していた病棟は心療内科と

消化器科との混合病棟であるため，面接者と被面接者は回診時などで十分な言語的，非言語的交流がなされており，対象とした患者はすべて面接を受けることに納得し，必要に応じて治療対応がなされたことより治療的還元はなされたと考えられた．橋本[4]は面接者と被面接者との間のコンタクトやラポールを得るための配慮の一つとして，被面接者がリラックスして自己表現できるような，自分の秘密も安心して語れるような面接場面の設定をすることを提唱している．今回の研究で使用した面接場所は患者が入院している病棟内の個室を改造し，遮音性の高い人の出入りの少ない部屋を使用したため，被面接者は比較的抵抗なく自己表現ができたと推察された．

　心身医学的サポートが必要と思われた症例は50例中25例（50%）にみられ，その内訳としてうつ状態を認めたものが最も多く11例（22%）であった．上原ら[5]は消化器科入院患者の7.2%にうつがみられると報告しており，Drossman[6]は，慢性消化器疾患の30%以上でうつがみられると報告している．報告者によりばらつきはあるものの，消化器疾患にうつが合併しやすいことが示唆された．また，うつ患者は自覚症状を自ら訴えることが少なく，医師が的確な問診により聞き出すことが重要であるという指摘もあり[5]，今回われわれの行ったような面接は潜在的なうつを抽出する意味においても有意義であったと考えられた．

　うつ状態以外には不安障害の合併，身体表現性障害，パーソナリティ障害，アルコール依存，適応障害などが明らかにされた．すなわち，同じ病名の消化器疾患患者でも，それぞれにおいて心理・社会的評価は異なり，治療的対応も異なることを意味し，illness centered approachからpatient centered approachへの必要性が再確認された．リエゾン医療の観点から坪井[7]は，心療内科医や臨床心理士が第三者的な立場から聞き手として患者に接することはリエゾン活動の大きな任務の一つとして有意義であることを報告している．すなわち，患者の希望に応じて心療内科医が患者に接し心理・社会的評価をしていくことは診断的な意義があると同時に治療的な意義が含まれていると考えられた．

　消化器疾患患者に対する心理・社会的治療対応としてDrossman[6]は円滑な治療者－患者関係，行動修正，薬物療法，行動療法，心理療法などを挙げている．

すなわち，彼の提唱する心理・社会的治療対応とはわれわれ心療内科医が日常診療のなかで行っている心身医学的治療技法であり，心療内科医においては親和性のある治療である．したがって，1人の消化器疾患患者に対して生物学的治療を消化器科医が中心に行い，心理・社会的治療を心療内科医が行う外的治療構造は患者のQOLを向上させるうえで有用であったと考えられた．

今回の研究の結果，何らかの消化器系の疾患を有し，精査あるいは治療を目的として入院となった患者群において，心身医学的なサポートを必要としない群，心身医学的サポートが必要でありかつ治療導入が可能な群，心身医学的サポートが必要であるも治療導入が困難な群の3群に分類ができた．主観的な判定ではあるがその比率は概ね5対3対2の割合で，少なくとも半数近くの消化器入院患者は心身医学的治療介入を要することが明らかとなった．渡辺[8]らは紹介状を持たない内科系の新患をすべて扱う総合診療部に入院した412名の患者のうち63.3%がリエゾン精神医学の対象となることを報告しており，今回のわれわれの行った研究は消化器疾患に限られてはいるものの，彼らの報告を合わせて考えると内科系の入院患者の半数以上で心理的側面の治療介入が必要とされていることが推察された．

美根ら[9]は消化器入院患者ではその病態を器質的異常，機能的異常，発症や経過に関与している心理機制の各因子について評価し，それぞれ統合して治療を行うことの重要性を報告している．理想的には1人の医師がそれらすべてを担当し，包括的に治療に取り組んでいくべきであるが，かつて消化器科に在籍していた著者の経験からも，消化器科専門診療に加えて心理的側面の的確な評価および治療をしていくことは豊富な臨床経験や年季も必要であり現実的には限界がある．並木[10]は心身医学の認識を深めさせるには，きめ細かい観察を行い，それによって心身両面からの情報を適切にとらえることを習慣づけることを提唱し，具体的には心身医学指導者が心身相関を考えるうえに役立つ実例について一緒に考えていく体制を組むことが必要であるとしている．消化器科医と心療内科医が一つの病棟で1人の患者を診ていく体制は心と身体を二分しているわけではなく，身体から心への治療的介入を消化器科医が受け持ち，心から身体への治療的介入を心療内科医が受け持つことで治療同盟を築き，全人的医療を現実に実践していく一つの治療形態であったと考えられた．

まとめ

消化器科入院患者50例に面接を施行し心理・社会的評価を行い,以下の結論を得た.

(1) 消化器科入院患者では心身医学的サポートを必要としない群 (50%), 心身医学的サポートが必要でありかつ治療導入が可能であった群 (32%), 心身医学的サポートが必要であるも治療導入が困難であった群 (18%) に分けることができた.

(2) 心身医学的サポートが必要であった群の内訳はうつ状態の合併が11例 (22%) と最も多く,その他は不安障害3例 (6%),身体表現性障害3例 (6%),パーソナリティ障害2例 (4%),アルコール依存2例 (4%),仕事の適応障害2例 (4%) などと多彩な症例が存在した.

以上,消化器科入院患者においては身体から心へ介入する治療者(消化器科医)と心から身体へ介入する治療者(心療内科医)の統合した治療体制が必要であることが明らかにされた.

<文　　献>
1) Engel GL：The clinical application of the biopsychosocial model. Am J Psychiatry 137：535-544, 1980.
2) 祖父江逸郎：心から身,身から心. 心身医 33：545, 1993.
3) 山本喜三郎：内科疾患患者の心理. からだの科学増刊 10：226-232, 1989.
4) 橋本雅男：診断と治療のための面接, 今日の心身症治療, 金剛出版, 東京, 1991, p 109-114.
5) 上原　聡, 並木正義：消化器領域におけるうつの実態と留意点. 心身医 33：112-116, 1993.
6) Drossman DA：Psychosocial factors in the care of patients with gastrointestinal disease. Textbook of gastroentrology, JB Lippincott, Philadelphia, 1991.
7) 坪井康次：リエゾンとは. 心身医療 2：335-340, 1990.
8) 渡辺洋一郎, 宮崎邦彦, 石田　博ほか：リエゾン精神医学の実践と課題. 心身医 25：421-427, 1985.
9) 美根和典, 村岡　衛, 中川哲也：消化器疾患の心身医学的アプローチ. 心身医 31：

228-232, 1991.
10) 並木正義：医学教育と心身医学. 心身医 33：211-219, 1993.

(芝山幸久：消化器科入院患者に対する心理・社会的評価の意義. 心身医療 8：184-189, 1996.)

6. 消化器科における心療内科医の役割

　コンサルテーション・リエゾンは米国の総合病院で精神科が設置され始めた20世紀当初頃から自然発生的に生まれ，広義の心身医学はコンサルテーション・リエゾンの中で心身相関を取り上げることから発展してきたといわれている[1]．このような歴史的背景から，心身医学においてコンサルテーション・リエゾンは重要な役割の一つとして認識されている．

　筆者が所属していたような大学病院では各科の専門性が高く，より細分化されているため，横のつながりが少なく，リエゾン活動について十分に機能しているとはいい難い．コンサルテーションについては心療内科や精神科が本来の意味である相談や助言の枠を越えた形で機能していることが多い[2]．一方，総合病院の場合は小規模から大規模な病院までいろいろあるにしても，大学病院よりは各科との横のつながりが密で，地域との親和性も高くコンサルテーション・リエゾンを実践する場としては適当であると思われる．

　ここでは，長く都会の大学病院にいた心療内科医である筆者が1人で地方の総合病院に2年間，心療内科医として勤務したところ，臨床活動の多くの部分がコンサルテーション・リエゾン活動であったことについて報告してみたい．特にリエゾン活動は精神科医，心療内科医の数が少ない問題があり，なかなかリエゾン活動までには至らない指摘があるが[3]，各科の横のつながりの密な総合病院であれば，心療内科医1人でも部分的にはリエゾンサービスが可能であることを体験した．ここでは，2年間の体験をもとに，集団力動的観点から総合病院の中でコンサルテーション・リエゾン活動が成立していく過程についてまとめてみた．

A．心療内科を知ってもらう段階

　筆者は数年前に福島県にある約1,000床からなる総合病院に心療内科医として勤務した．都内の大学病院に長く所属していた筆者がこれだけの大規模な病院に1人でどれだけのことができるか不安で一杯だった．内科医局の片隅に自分の机をもらい，内科スタッフの一員として所属することになった．精神科は，この病院内にはなかったが，併設されたリハビリ病院内に存在し，精神疾患については形式的には院外に依頼する状況であった．

　外来は内科の初診外来については，消化器科医，腎臓内科医，呼吸器科医，循環器科医，心療内科医が分担して各専門の内科に振り分けていた．したがって，その初診振り分け外来では心療内科医である筆者が循環器疾患，呼吸器疾患を循環器科や呼吸器科に依頼し，逆に，ほかの初診医が心身症が疑われる患者を診た際には筆者の心療内科に振り分けられる仕組みになっており，もちろん，自分の専門外でも自分で診ていこうと思えばそのまま継続的に診ても構わなかった．筆者はそのほかに専門外来として週3回の枠で心療内科外来を行っていた．病棟は消化器科病棟の一部を心療内科病棟として，常時，8〜10名ほどの入院患者がいた．毎週1回，内科医が集まり（もちろん，心療内科医である筆者も含めて），それぞれの専門科でかかえているケースを呈示して，ケースカンファレンスが行われていた．その場は心身症とは何か，心療内科は何をするか，心身医学的評価とは何かをアピールする絶好の機会であった．たとえば，消化器科医が潰瘍性大腸炎のケースを呈示すれば，循環器科医がそのケース心電図のコメントをして，呼吸器科医は胸部X線を読影し，心療内科医である筆者が，心理社会的側面から解説を加えてお互いに理解を深めあった．

　このような体験は，少なくても筆者の大学病院ではまず味わうことがなかったので非常に新鮮であった．このように，内科の中では連携は密で，自分の専門外のことについては気軽にコンサルトできる雰囲気になりつつあり，心療内科に対する認識も徐々に高まった．

さて，内科以外の診療科との関わりであるが，内科ほど密な連携はないにしても，外科，整形外科，小児科からは心療内科に依頼される件数も徐々に増えていき，大学病院よりは気軽に相談できる状況であった．

B．院内におけるコンサルテーション活動[4]

先述したように，心療内科患者は消化器科病棟に入院し，筆者が主治医となった．消化器科医は指導医クラスが3名，研修医が3名，の6名で2つのグループに分かれて毎日回診しており，心療内科は筆者1人で心療内科入院患者を回診していた（図15-a）．病棟が同じでも，消化器科の入院患者に不眠や，抑うつ，不安，原因不明の腹痛などが出現した場合には，当初は心療内科に依頼票を書いて，心療内科外来でその患者を診察するシステムになっていたが，いつしか依頼票などは書かずに直接病棟で相談を受けることが多くなった．また，逆に筆者が内科初診外来で診た肝障害患者を自らが主治医として受け持ち，消化器科医に治療方針などのアドバイスを受けることもあり，徐々に連携が密になるようになってきた（図15-b）．

病棟看護婦も，当初は消化器科患者と心療内科患者と明確に分けて看護計画を立て，心療内科患者に対しては戸惑いをみせることもあった．消化器患者については慣れてはいるものの心療内科患者については不慣れなこともあり，時折，陰性逆転移がみられることもあった．消化器科入院患者に心理的問題がみられた場合は主治医である消化器科医に指示を受けていたが，病棟内でのコミュニケーションが取れるようになってからは次第に，筆者に相談を持ちかけることが多くなってきた．

筆者自身も，消化器科病棟に心療内科医が1人でなんとなく浮いた存在が，いつしか病棟内の医療チームとしてとけ込み，仕事がやりやすい職場環境になってきたと感じた．

他の病棟には循環器科，呼吸器科，腎臓科があり，各病棟でコンサルテー

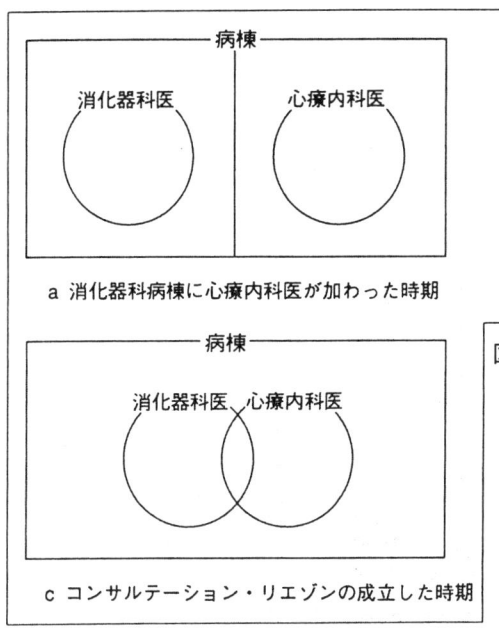

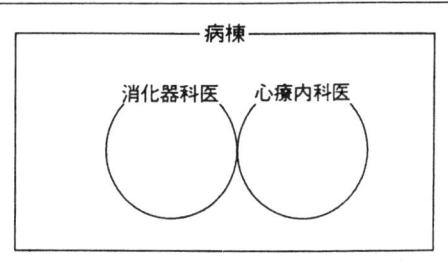

図15 消化器科・心療内科混合病棟にコンサルテーション・リエゾンが成立する過程
a 消化器科病棟に心療内科医が加わった時期
b コンサルテーション活動が始まった時期
c コンサルテーション・リエゾンの成立した時期

ションの依頼を受けることもあったが，医局や，ケースカンファレンスの際に直接，相談を持ちかけられ，その場でアドバイスし，治療対応の主導はあくまでも依頼医である本来のコンサルテーションサービスのことのほうが多かった．

C．コンサルテーションからリエゾンへ

　この総合病院に勤務してから約半年後にはなんとか病院のシステムにも慣れ，心療内科の役割も理解してもらえるようになり，多少余裕が出てきた．消化器疾患にもともと興味を持っていた筆者は消化器科部長の許可を得て，毎日行われている回診に一緒に参加するようにした．もちろん，回診に参加するだけではなく，数例は消化器患者の主治医にもなった．その一方で，心療内科患者は

各病室に点在しているため，その患者も消化器科の回診時に一緒に診察してもらうようになり，消化器科と心療内科が統合した形で機能するようになった（図15-c）．回診中，消化器疾患であっても，心身医学的観点から意見を述べるようにして，心身両面から評価する意義が徐々に受け入れられていったと思われる．リエゾンサービスを実践させていくには，精神科医あるいは心療内科医が相談を受けるのを待つだけではなく，自らが他科にスタッフとして参加していくことが必要であると指摘されている．幸い，筆者は以前に消化器科で研修していた経歴があり，ここの総合病院でも毎週1回腹部超音波検査を担当し，研修医の指導もしていたことより消化器科に親和性があり，リエゾンサービスを行ううえで抵抗が少なかったと思われる．

D．消化器科入院患者の心理・社会的問題

心身医学的にリエゾンサービスの対象となる消化器科入院患者の割合はどの程度か．この疑問を解決すべく，消化器疾患で入院した患者50例に対し，心療内科医である筆者がインテークインタビューを施行し，心理・社会的側面の評価を行った[5]．方法は病棟に併設されてある心理面接室で，患者の同意を得たうえで約50分間対面法により心理面接を行い，現病歴，既往歴，家族歴，疾病に対する理解，生活習慣，心身相関の有無，対人関係，入院後の心理状態などについて評価した．

その結果，面接時になんらかの心理・社会的問題を抱え，リエゾンの対象となると思われた症例が25例（50％）みられ，その詳細は次のとおりであった．慢性膵炎6例中2例はアルコール依存を認め入退院を繰り返しており，生活習慣を改める行動修正が必要であった．ほかに自己の病気や家庭内問題でストレスを感じ，慢性的に不眠が続いている症例を1例認めた．胃潰瘍6例中2例は仕事の勤務形態が三交代勤務で食事が不規則で，仕事がかなりオーバーワークになっていることが判明した．また，胆石症6例中4例は心身医学的に問題な

しと判断したが，残りのうち1例は69歳女性で，息子が離婚し将来を悲観しうつ状態を呈していること，もう1例は胆石の手術を受けることで過度の不安を呈していることが面接により明らかにされた．肝細胞癌3例中2例でうつ状態を認め，その他12例が心理・社会的側面からの治療介入が必要と考えられた．

並木[6]は心身医学の認識を深めさせるには，きめ細かい観察を行い，それによって心身両面からの情報を適切に捉えることを習慣づけることを提唱し，具体的には，心身医学的指導者が心身相関を考えるうえで役立つ実例について，一緒に考えていく体制を組むことが必要であるとしている．すなわち，総合病院において身体的知識の豊富な心療内科医が担当病棟を受け持つことで，リエゾンサービスまで発展する可能性があることを指摘している．

この調査結果は消化器科の限られた入院患者を対象にしているため，すべての診療科に当てはめることはできないが，入院患者において心身医学的評価や治療を必要とする症例が少なからず存在することが予測され，心療内科医の役割とリエゾンサービスの必要性が確認された．

E．総合病院における院外リエゾン活動

筆者がこの総合病院に赴任したとき，前任の心療内科医が中心になり地域の医療従事者（看護婦，保健婦，理学療法士，内科医，養護教諭など）を集めて毎月1回心身症例勉強会を行っていた．参加者が心身医学に熱心であることに驚かされたが，この検討会のもつ意味が心身医学を学習する目的だけでなく，それぞれの医療機関の患者に精神的問題が生じた場合に相談を持ちかける場として機能していることに気がついた．それぞれの呈示する事例が切実で，みんなで解決の糸口を見つけようという姿勢が感じられた．参加メンバーは総合病院を中心とする周辺地域の病院や学校や保健所の関係者であり，それぞれの施設がいつでも連絡が取り合える関係にあり，その地域一帯のチーム医療を形成

している．このような関係が成立するのは総合病院が地域と密接に連携しているからにほかならない．

東邦大学心療内科では筒井が中心となり，都内の開業医を対象に紹介患者に対しては年に数回，紹介患者の経過報告する会合を定期的に開き，院外のコンサルテーション・リエゾン活動を積極的に行っている．院外から紹介された場合，紹介状の返事や経過報告は文書で行うが，紹介医に対して前述の会合が行われる際には案内通知を出し，出席者に対しては紹介患者の経過報告を心身医学的な助言を含めて詳細に行っている．こちらからの一方的な報告だけでなく，紹介医で継続加療になった場合には紹介医から経過報告をしてもらうようにしている．

まとめ

体験談的な内容を総説として解説することに抵抗があったが，これまでにコンサルテーション・リエゾンについて解説された優れた論文，書物は多数あるため，ここではあえて実践的な内容を述べることにした．一般的にはコンサルテーション・リエゾン活動をするにはある程度のスタッフが必要とされているが，この総合病院ではむしろ心療内科医1人だったからこそ，一つの病棟ユニットではあったが，コンサルテーション・リエゾン活動が実践できたと感じている．すなわち，心療内科医が大勢いても集合体として行動しているうちは総合病院の中でもリエゾンまでには至らなかったと思う．現在総合病院で孤軍奮闘している心療内科医や精神科医は大勢いると思われるが，コンサルテーション・リエゾンとしての重要な役割が存在していることを強調しておきたい．

<文　献>
1) 田代信雄：コンサルテーション・リエゾン精神医療，特集にあたって．臨床精神医学，25：1417，1996．
2) 岩崎徹也：コンサルテーション・リエゾン精神医学の概念．精神科MOOK No 27 コンサルテーション・リエゾン精神医学，金原出版，東京，1991，p 2．
3) 三浦貞則：リエゾン精神医学の動向．リエゾン精神医学（三浦貞則・編），医歯薬

出版, 東京, 1987, p 2.
4) 芝山幸久：当科の心身医療. 総合会津中央病院, 心身医療 7：690, 1995.
5) 芝山幸久, 端詰勝敬, 松崎淳人, 他：消化器科入院患者に対する心理・社会的評価の意義. 心身医療, 8：184, 1996.
6) 並木正義：医学教育と心身医学. 心身医, 33：211, 1993.

(芝山幸久：総合病院における院内・院外コンサルテーション・リエゾン. 心療内科 1：277-280, 1997.)

7. 心療内科医のストレス

著者らの所属している東邦大学医学部付属大森病院心療内科には毎年，数名の研修医，研究生が入局し心身症を中心としたストレス性健康障害患者の臨床研修を行っている．平成8年8月より心療内科が標榜科として認められたことにより今後ますます心療内科医の需要が増大することが予測される．一方，心身医療の最前線で働く心療内科医にとって，その置かれた治療構造が患者およびその治療者にとっても利益を与えるばかりでなくストレスのもととなる指摘もある[1]．実際，われわれの研修施設においても研修期間中に治療者自身が心身の不調を訴えることが少なくない．

そこで，われわれは「大学病院における心療内科」という治療構造の中で心身医療の研修を経験してきた医師のストレスの現状を明らかにする目的で，面接法により直接的に情報収集し，その実態調査を行うことを試みた．

A. 対　象

昭和59年度から平成8年度までの期間に東邦大学医学部付属大森病院心療内科にて心身医療の臨床研修を経験した医師30名（研究生15名，非常勤研究生6名，研修医4名，大学院生2名，助手2名，講師1名）を対象とした．

卒後期間の対象内訳は2年未満5名，2年以上4年未満5名，4年以上6年未満6名，6年以上8年未満4名，8年以上10年未満4名，10年以上が6名

であった．
　また，心療内科入局後の在籍期間からみた対象の内訳は1年以上3年未満が11名と最も多く，次いで7年以上8名，3年以上7年未満6名，1年未満5名であった．

B．方　　法

　心身医療研修指導医の立場にある著者が面接者となり，対象に半構造化面接法により研究の趣旨を十分説明したうえで次の項目についてたずねた．
（1）入局後の身体的・精神的自覚症状について（自覚症状の有無，自覚症状の内容，自覚症状出現時期など）
（2）治療者・患者関係を中心とした治療上のストレス状況（心療内科入院患者，外来患者を診療していくなかで苦労した経験．たとえば心療内科患者の特異性，診断過程，治療設定など）
（3）入局後の経済的負担について（入局前の収入との比較，生活上の財政的な不安など）
（4）他科医師との関係について（コンサルテーションの中での問題点，心療内科に対する理解など）
（5）治療者自身のストレス対処（ストレス対処実践の有無，具体的なストレス対処の仕方，ストレス予防法など）
　面接構造は，遮音性のある場所で対面法により約20～30分かけて行い，面接者が記録用紙にその場で記録した．なお，今回の研究中関連病院に出張中のため面接が不可能であった4名の医師に対しては，面接者が電話により聴取した．
　面接記録の結果は，それぞれの質問項目ごとに内容を分析し，統計的に集計した．すなわち，項目1については自覚症状の有無，自覚症状の内容，自覚症状の出現時期，項目2については治療者・患者関係におけるストレス状況の内

容，項目3については経済的に満足か否か，経済的負担の内容，項目4については他科医師との関係でのストレス内容，項目5では治療者自身のストレス対処の有無，ストレス対処の方法について検討した．

C. 結　果

1）精神的・身体的自覚症状

　自覚症状を認めたのは18名（60％），認めないものは12名（40％）であった．
　自覚症状の内容は表23のごとく全身倦怠感7名，不眠6名，心窩部痛5名，食欲不振，抑うつ感，不安感がそれぞれ3名，肩こりと過食が2名であった．自覚症状の出現時期は図16に示したように半年以内に症状出現したものが最も多く18名中12名（66.7％）で，1年以内が3名，5年未満2名，5年以上が1名であった．
　面接で語られた自覚症状に関する具体例の要約は以下のとおりであった．
　○卒後10年　心療内科2年　女性
「入局後，約1年ぐらいから疲れやすくなった．内科にいた頃は，肉体的な疲労でどちらかといえば心地よい疲れ．一方，心身医療の疲れは精神的な疲労感で，休んでもなかなか疲れが抜けない」
　○卒後2年　心療内科1年　女性
「入局3週間後にAGMLにて緊急入院となった．生活のリズムがなかなかつかめず，帰宅が遅いにもかかわらず不眠が続いていた」
　○卒後4年　心療内科半年　男性
「仕事が終わってからのアルコールの量が内科にいたときに比べて明らかに増えた．帰宅途中で胸部不快感，動悸がときどきみられる」
　○卒後4年　心療内科3年　男性
「入局後半年ほどしてから不安，焦燥感あり．帰宅しても患者のことが頭か

表23　自覚症状の内容

全身倦怠感	7名	(38.9%)
不　眠	6名	(33.3%)
心窩部痛	5名	(27.8%)
食欲不振	3名	(16.7%)
抑うつ感	3名	(16.7%)
不安感	3名	(16.7%)
肩こり	2名	(11.1%)
過　食	2名	(11.1%)

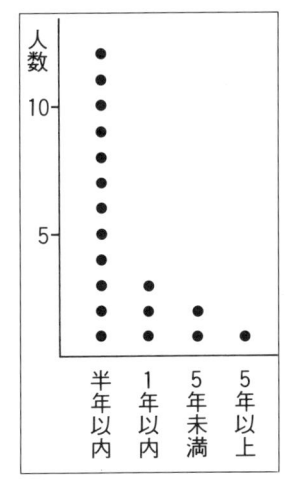

図16　入局後の自覚症状出現時期

ら離れず，寝つきが悪くなった」

2）治療者・患者関係を中心とした治療上のストレス状況（表24）

　最も多かったのが，「患者との治療的距離の取り方が困難である」とする意見で10名（33.3%）であった．次いで「境界例などのパーソナリティ障害患者の行動化への対応」が7名（23.3%），「治療方針や評価が不明瞭である」6名（20.0%），「心理面を意識しすぎる」4名（13.3%），「思春期のケースが負担である」と「摂食障害の身体管理が負担である」とする意見がそれぞれ3名（10.0%）であった．

　○卒後11年　心療内科8年　女性

「内科ではなるべく早く診断をつけることを要求されたが，心療内科ではすぐには診断がつけられず，治療方針も不明瞭な点がストレスである」

　○卒後5年　心療内科3年　男性

「境界例患者の行動化に苦労した．面接後患者のもとを離れようとするたびにリストカットされ，離れたくても離れられない体験をしたことがある」

　○卒後3年　心療内科2年　女性

「心療内科では，他科に比べて治したという実感が感じられない．治療者としての充足感が味わえないように思える」

表24 治療者・患者関係におけるストレス状況

1	患者との治療的距離の取り方が困難	10名 (33.3%)
2	境界例の行動化への対応	7名 (23.3%)
3	治療方針や評価が不明瞭	6名 (20.0%)
4	心理面を意識しすぎる	4名 (13.3%)
5	思春期のケースが負担	3名 (10.0%)
6	摂食障害の身体管理が負担	3名 (10.0%)
7	その他	8名 (26.7%)

3）入局後の経済的負担

　経済的には満足していると答えたものは24名（80%）で，残りの6名が経済的負担を感じていた．その具体的内容は「一般病院の常勤医の頃は収入が安定していたが，大学に来てからは大きく収入が減少した」とか「地方に比べて家賃が高すぎる」あるいは「心療内科医として勤務できるバイトがない」などであった．

4）他科医師との関係（表25）

　30名中17名（56.7%）が他科医師との関係で何らかの負担を感じていた．最も多かったのが「心療内科に対する偏見や無理解」で6名，次いで「依頼内容が不明瞭な場合」が4名で，その他には「他科医師が治療に非協力的」2名，「精神科と混同された場合」2名であった．

　○卒後8年　心療内科3年　女性

　「他科医師からうつ状態の患者を依頼されたとき，期待が大きすぎたことが負担であった．特に，治療抵抗性のうつの場合，依頼医に説明してもなかなか理解してもらえなかった」

　○卒後11年　心療内科9年　男性

　「紹介患者が紹介医から心療内科に行く理由が説明されないまま来院することが多い」

　○卒後4年　心療内科3年　男性

　「他科医師からコンサルテーションを受ける場合，多くは心療内科に任せき

表 25　他科医師との関係

特に負担を感じることはない	13 例（43.3%）
心療内科に対する偏見や無理解	6 例（20.0%）
依頼内容が不明瞭な場合	4 例（13.3%）
他科医師が治療に非協力的	2 例（6.7%）
精神科と混同された場合	2 例（6.7%）
その他	2 例（6.7%）

表 26　治療者自身のストレス対処法

友人との会話	7 名（23.3%）
家族との団らん	6 名（20.0%）
一人の時間をもつ	6 名（20.0%）
十分な睡眠	5 名（16.7%）
スポーツ	5 名（16.7%）
アルコール	4 名（13.3%）
旅行に行く	3 名（10.0%）
特になし	3 名（10.0%）
その他	5 名（16.7%）

りになることが多く負担である」

5）治療者自身のストレス対処（表 26）

　治療者自身がストレス対処を実践しているものは 27 名（90%）で，ほとんどの心療内科医は何らかのストレスマネジメントを行っていた．具体内容は**表 13** に示すように友人や他科の同級生と積極的に会話をする時間をもつことでストレス対処しているものが最も多く 7 名（23.3%）であった．家族と同居しているものでは 6 名（20.0%）が家族との団らんをストレス解消法としてあげていた．他には 1 人の時間をもったり，十分な睡眠，スポーツなどが多かった．

D. 考　察

　東邦大学心療内科には毎年，3～4名の医師が入局するが入局後にストレス性健康障害を呈することが少なくない．その原因が医師としての職業的ストレス[2,3]によるものか，心療内科の特殊性によるものかは定かではない．一般的には心療内科を研修する心構えとして内科医としての基本的な素質を身につけ，患者を身体面だけでなく心理社会面をも含めた全人的な医療を実践できる医師を目指し，チームワーク医療ができ，なおかつ豊かな常識，優れた洞察力，幅広い人間性を身につけることが必要であるとされている[4]．すなわち，一人前の心療内科医になるには医師としての経験のほかに人間としての倫理的な人生経験を積む必要があり，到達目標は非常に高いため，心身医療の研修の時期にはさまざまなストレスにさらされることが予測される．そこで，心身医療の第一線で勤務する医局員を対象に半構造化面接を設定して直接対話することで心身医療の研修によるストレスの実態を明らかにすることを試みた．

　精神的・身体的自覚症状についての回答に関しては，面接を開始する前に面接の目的を十分に説明してあるので医療者側のストレス反応が抽出されたと思われる．全身倦怠感，不眠，心窩部痛，不安，抑うつなど心身の不調を訴えたものが6割で，入局後半年から1年の間にほとんど出現していた．これまで，心療内科医に関する報告はないが，精神科医の燃えつき状態は高いという報告[5]や精神科医は他科医師と比べてストレス性疾患に罹患する割合が多いとする報告[6]がある．心療内科では精神科医と同様に心理社会的問題を取り扱うなどの共通点も多い[7]ため医局員の健康状態については入局後早期には特に注意を払う必要があると考えられた．治療者・患者関係において難しいケースをかかえた際に治療者にとってはマニュアルだけではわからない的確な指示をしてくれるスーパーバイザーをもつか否かで治療者の心のストレス状況はまったく異なると指摘されている[8]．また，病棟や外来で看護スタッフとの良好な関係は治療者としてのストレスに効果的に対処するうえで必須なサポートネット

ワークであるとされている[8]. 当院では治療構造的に心療内科専門病棟がなく内科や他科との混合病棟の中で受け持ち患者の治療に当たる体制になっている. すなわち, 精神的に不安定になりやすい患者の治療を自分一人でその場その場で対応していかなければならず, 患者との関係のみならず, 医療スタッフとの関係においても理解が得られなかったり, 自己不全感が生じやすいことが推察された.

　治療者・患者関係では患者との距離の取り方が困難でありストレスと感じているとする意見が最も多かった. 心身医学においては, 治療が進むに従い疾病性よりも, 個人的な要素の色彩が強くなり, 個人的な部分への対応を多く必要とされる. すなわち, 気管支喘息や過敏性腸症候群など同じ疾病であっても患者個人が治療者の態度や言動にどのように反応し, 行動するかが問題とされるため, 心身医学の経験の浅い段階では治療者の負担も大きいと考えられた. 次ぎに多かったのが「境界例患者の対応」であった. 軽症の境界例ではしばしば身体所見や心気的症状を主訴とするため心身医療で境界例を扱う機会が多い. 笠原[9]によれば患者対応は容易ではないが, 境界例を治療する経験は心理学的医学の治療者においてその力を増大させることがあるとしており, 心身医療の研修時期に境界例の治療対応に悪戦苦闘する体験は必要と思われる. しかし, 研修医が境界例を担当している間は, 患者の治療対応をサポートするのみならず, 治療者自身のストレス状況についても注意を払う必要があることが確認された.

　入局後の経済的負担では8割が満足しており, 残りの2割の意見として, 都会の生活による経済的負担の増大や一般病院勤務医から大学の無給研究生となることによるもので, 心療内科に特異的な結果ではなかったと思われる. 入局時のオリエンテーションとして入局後の経済的内容については必ず情報を与えているため, 医局員の生活上の経済的不安は少ないことが確かめられた.

　心療内科に入院中の患者の約1/4は他科から依頼があり心療内科と他科とで主治医となる兼科入院である. そのため, 他科医師とはコンサルテーション・リエゾン活動として関わり合う機会が多い[10,11]. 相補的な関係ばかりとは限らず, 治療上で連絡が不十分であったり, 心療内科に対する理解が足りないといったストレス要因が心療内科医の半数以上に経験された. また, 心療内科に

入局する研修医は他大学出身者が多く，病棟においても気楽に相談できるような同級生や先輩医師がいないことも心理的負担が大きい要因と思われた．

　インタビューを行った心療内科医の90％が，何らかのストレスマネジメントを行っていることが確認され，他科と比べて社会的支援が低い職場環境の中で，ストレスコーピングとして友人と言語的交流をもつことが最も多いコーピングスタイルであった．友人と会話を交わす以外では，家族と団らんを過ごすことでストレス解消しているものが多かった．家族関係がサポートネットワークになっていることは情緒的なサポートが得られ治療者としてのストレスマネジメントにおいても必要であり，より効果的であると指摘されている[8]．家族がいない場合は友人がサポートネットワークの役割を果たしていると考えられた．身体的疲労よりは精神的疲労の大きい心身医療の業務を続けていくうえで，友人や家族の存在は重要であることが示唆された．

　今回の研究で，心療内科医は研修後半年以内に適応障害を起こしやすく，その要因として患者との関わり方，評価や治療が多様であること，職場環境において社会的支援が少ないことが明らかにされた．研修指導者は研修医に対しては初期の段階からサポートネットワークを充実させ，治療者自身のストレスマネジメントも包括した卒後教育のプログラムを組むことが心療内科医のアイデンティティを確立させるうえでも必要であると考えられた．

<文　　献>
1) 山岡昌之：医師の日常いらいら事と職業的ストレス．心身医療 3：824-827, 1991.
2) Linn, L.S.：Career orientations and the quality of working life among medical interns and residents. Soc. Med 15：259-263, 1981.
3) Yager, J., Hubert, D.：Stress and coping in psychiatric residents. Psychiatry. Opinion 16：21-24, 1979.
4) 久保千春：心身医学総論．久保千春編，心身医学標準テキスト，医学書院，東京，1996, pp 1-6.
5) 宗像恒次：医療従事者のストレスと燃えつき症候群．九州神経精神医学 35：1-9, 1989.
6) 川口達也：医師の心の危機．日経メディカル 239：114-134, 1987.
7) Halleck, S., Wood, S.：Emotional problems of psychiatric residents. Psychiatry 25：336-346, 1962.
8) 宗像恒次，石川俊男：医師自身のソーシャルサポート．心身医療　3：834-839,

1991.
9) 笠原　嘉：境界型人格障害　〜概説〜. 心身医療 7：609-614, 1995.
10) Krakowski, A.J.：Doctor-doctor relationship. Psychosomatics 12：1-15, 1971.
11) 坪井康次：心療内科医とは何か. 心療内科 1：11-18, 1997.

(芝山幸久：面接法による心療内科医のストレス評価に関する検討. ストレス科学 12：108-112, 1997.)

III. 消化器心身症の症例検討

1. ライフサイクルからみた過敏性腸症候群

　過敏性腸症候群は便秘，下痢，腹痛が中心的症状をなす消化管の機能障害で，健全な日常生活を過ごすうえでの排便リズムが障害された状態である．消化器科領域ではポピュラーな疾患といえよう．ただ，これらの症状は健常者でもよく経験されることで，Thompson は 301 例の健常者を対象に質問紙票による消化管の機能障害による症候の解析を行ったところ，腹痛・下痢・胸やけ・便秘の症状は，ほぼ全員が日常的にみられるものとしている．これらの症状が長期間，頻回に起こり日常生活が妨げられた場合に過敏性腸症候群と診断される．その発症要因として性別と年齢別の特異性の観点から症例を提示しながら私見を述べてみたいと思う．

A. 発生頻度

　過敏性腸症候群患者の年齢分布に関しては川上[2]は若い女性にもっとも高い頻度がみられ，女子では 25 歳以降は年齢がすすむにつれてその頻度は低下し，50 歳代で再びピークを作る二峰性の曲線を示すのに対し，男子では 30 歳代にピークがあり，それ以降は年齢がすすむにつれて頻度は漸減するとしている（図 17）．並木[3]も同様に本疾患は若い女性に最も頻度が高く，男子では 30 歳

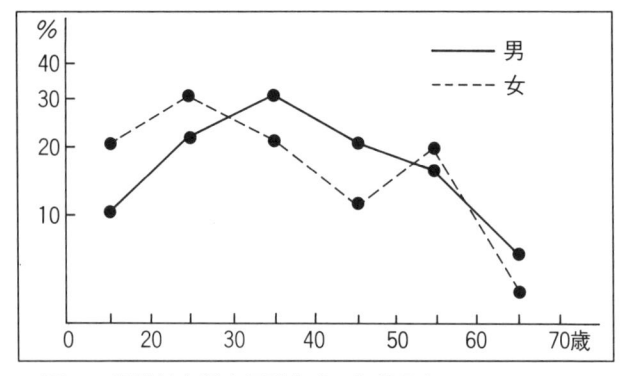

図17 過敏性大腸症候群患者の年齢分布 (1979, 川上)

代にピークがあるとし,小児にも最近は増加していることを報告している.さらに Fielding は後期青春期に始まり,女子は男子の2倍であったと報告している.

過敏性腸症候群の病型と性,年齢との関係については井上が詳細に報告している.井上によれば,本疾患の患者数は男女ほぼ同数であったが男女間には病型で著しい差がみられ,男子では下痢型が69%を占め,交替型18%,便秘型13%であったのに対して女子では便秘型が44%で最も多く交替型32%,下痢型24%であった.年齢と病型との関係では若年者に下痢型が多く,加齢とともに便秘型が増加する傾向がみられるとしており(図18),Thompson が行った調査でも便秘は加齢とともに増加傾向にあると報告している.これらの報告から,過敏性腸症候群では性別や年齢別により発症頻度あるいは症状に違いがあるといえよう.次に症例を提示しその特徴を具体的に提示してみたい.

B. 症例提示

21歳のA子さんは,慢性的な下痢と下腹部痛を主訴に心療内科を受診した.

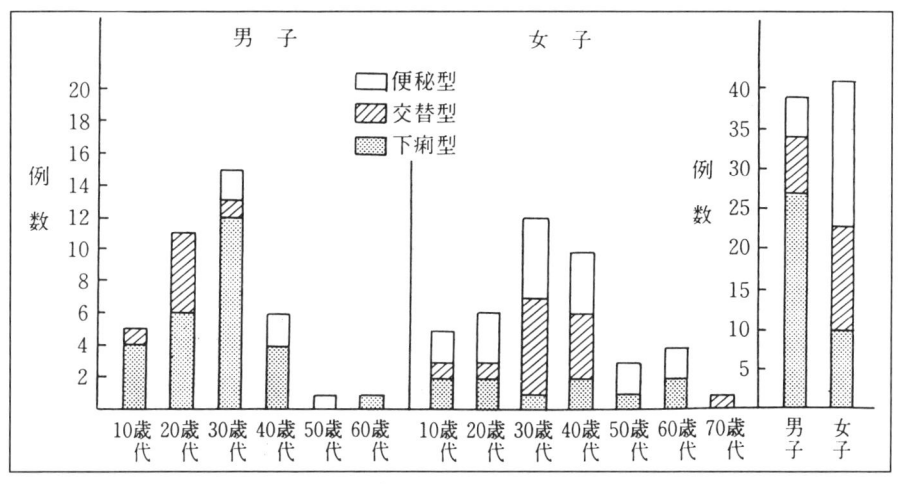

図18 性, 年齢と病型 (1978, 井上)

　A子さんは今年の4月に看護婦として山形から上京し, 東京の某大学病院の病棟勤務となった. 6月頃より, 下痢が続くようになり, ひどいときには, 1日に10回以上もトイレに行くようになった. また, 左下腹部痛には持続的な鈍痛もあり, 心配になって勤務先の病院で消化器系を中心に精査したが異常所見はなく当科を紹介され受診となった.
　彼女から詳しく話しを聞いてみると, 看護婦の仕事に関しては自分が好きで選んだ道なので全然苦にならないが, 食習慣に関しては夜勤が多いためにどうしても不規則になりがちで, 日勤のときの昼食もたいていは短時間であわてて食べることが多く負担であったという. 生育歴は, 生まれは山形県で, 実家は農業をしており, 上京するまでは病気一つしない健康的な女の子であった. 幼少時より看護婦になることが夢で, 高校卒業後看護学校へ入学し, 今年の4月に晴れてあこがれの看護婦となったわけである.
　東京に上京後は看護婦として働くようになってからは, 彼女のライフスタイルは大きく変わった. 初めての東京での生活, 新しい職場での勤務, 食習慣の変化などどれもがストレッサーであったが, 彼女の持ち前のがんばり精神から仕事に対してはむしろ過剰適応しており, 知らず知らずのうちに身体に変調をきたしたと考えられた. 特に食習慣と消化器系心身症とは密接に結びついてお

り，彼女の場合は過敏性腸症候群としての症状が出現した．

　本症のごとく過敏性腸症候群の症状の発現因子として，ライフスタイルの変化が一つに考えられる．つまり，10代から20代にかけては，学生から社会人への移行時期であり，生活習慣は大きく変わる．今までは，自由に制約もあまり受けずに，いわばマイペース型のライフスタイルが，社会に出たとたんに自由のきかない仕事優先型のライフスタイルへと変化する．当然食習慣も変わるわけで，今までの自分なりの食事の時間帯，食べる速さ，食べる量が変わってしまうわけである．さらに排便習慣もそれに伴って制限され，社会的ストレス（新しい職場環境・対人関係など）も加わり症状が発現すると考えられる．

　B子さんは，22歳の幼稚園の先生で，腹部膨満感と左下腹部痛を主訴に，われわれの外来を訪れた．消化器系精査するも異常なく，過敏性腸症候群と診断した．

　彼女との面接の結果，次のことが明らかとなった．彼女の家族は，会社員の父親と専業主婦である母親の3人家族で，ごく平凡な家庭であった．1人っ子であったため，多少過保護に育てられた面はあったが，性格的には同年代の仲間よりはしっかりとしており，明朗でみんなから好かれるタイプであった．中学，高校は女子校で卒業後は短大の保育科に入学．卒業後は，自分の希望どおり幼稚園の先生になることができた．仕事はとても楽しく，毎日充実した日々を送っていたが，一つだけ彼女の心に迷いがあった．彼女には以前から結婚を前提とした彼氏がおり，彼氏からは結婚後は仕事を止めるようにいわれていた．

　彼氏との結婚はとてもすばらしいことである反面，好きな仕事を止めなければならないという，つらい面もあった．また，今まで，あまりに安定し過ぎた家庭環境から離れる迷いも，結婚を素直に受け入れられない要因の一つであった．このような心理的葛藤が過敏性腸症候群の症状として表出したと考えられる．

　本症のごとく，ライフサイクルからみた20代女性の課題の一つに「結婚」という重要なテーマがある．特に，職業を持った女性においては，仕事をとるか結婚をとるかは大きな問題といえる．女性の場合は，多くは結婚後家庭に入るわけであるから男性とは，結婚のとらえ方が異なる．このような若い女性特有の心理的葛藤が過敏性腸症候群の心身症病態を形成する原因の一つとなって

3番目の症例のCさんは40歳の男子で，職業は銀行員である．主訴は交替性の便秘，下痢，腹部膨満感で2ヵ月前からこの症状が続いていた．都内の某病院の消化器科に，2週間精査目的にて入院したが異常は認められなかった．上記症状は，退院後も徐々に悪化して職場もときどき欠勤するようになったため，上司の勧めで当科受診となった．Cさんは性格的にはとても几帳面で完全主義，仕事熱心であり，優秀な銀行マンであった．

　家族は，妻と小学4年生の男子と中学2年の女子の4人家族で，ごく平凡な家庭であった．半年前に人事異動で課長に昇進し，部下も増えて職場での責任も増大した．責任感の強いCさんは，よりいっそう仕事に熱中するようになった．また，3ヵ月前には，東京の郊外にマイホームをローンで購入して，一家の大黒柱としての責任をより強く感じるようになった．Cさんの症状が現れたのは，家を購入して1ヵ月目からということになる．

　男子の中高年代は，ライフサイクルからみて地位の向上に伴い社会的な評価や周囲からの尊敬の念を受ける機会も増えて，責任がよりいっそう大きなものとなる．職場での責任，家族のなかでの責任がこの時期には大きな社会的ストレスとなる．

　したがって，この時期には心身の不調をきたしやすく，過敏性腸症候群も発症しやすいといえよう．さらにCさんの場合は，性格的にうつ状態になりやすい要素を兼ねそなえており，仮面うつ病としての消化器症状も現れていたと考えられる．

　また，30代から40代の男性は成人病にも罹患しやすい時期で，自己の体調を心配して医療機関を訪れる機会が多く，相対的に過敏性腸症候群がこの年代に多いことも考えられる．

<文　　献>

1) Thompson, W.G.：Functional bowel disorders in apparently healthy people, Gastroenterology 79：283-288, 1980.
2) 川上　澄，他：過敏性大腸症候群．臨床成人病．9：1893-1899, 1979.
3) 並木正義：Ⅳ頻度．"過敏性腸症候群"並木正義, 川上　澄, 中川哲也共著, 新興医学出版社. 東京. 1983.

4) Fielding, J.F.：A year in out-patients with the irritable bowel syndrome. lr J Med Sci **146**：162-166, 1977.
5) 井上幹夫：過敏性大腸症候群. 臨床成人病. **8**：725-730, 1978.

(芝山幸久：東京都健康づくり推進センター. 健康づくりと指導者養成テキスト「休養分野」から症例部分抜粋)

2．心因性の腹痛を呈した不登校の1例

事　例

患者：13歳，女児，中学2年生．
主訴：腹痛，学校に行けない
臨床経過：小学6年の秋頃から臍部に締めつけられるような腹痛がときどきみられた．中学2年になってから，腹痛のために学校をしばしば休むようになった．平成6年5月に筆者が勤務する病院の小児科に受診，いろいろと検査したが異常はなく，不登校を疑われて7月12日に心療内科に紹介受診となった．腹痛は下腹部を中心に朝出現することが多く，登校しても保健室で寝ていることも多いという．腹痛がひどいときは学校に行かず家で過ごし，午後からはたいてい腹痛は軽減していた．診察時は顔をしかめて腹痛を訴えており，触診上圧痛は認めるもののその他の理学所見は乏しかった．本人がいうには学校に対して強い不満を抱いているわけではなく，友人も多かった．クラブ活動はブラスバンド部に所属し，それなりに学校生活は楽しいという．しばらく外来通院にて経過をみたが，腹痛に関してはほとんど変わらず，最近はほとんど学校に行っていないということで，消化器系の精査および心理・社会的評価を目的の入院となった．

　入院後も頻回に腹痛を訴えるも，表情はそれほど苦痛様ではなく，腹痛を訴えて診察した10分後にはベッドの上で漫画を読んでいることもしばしばみられた．また，ベッド上にいることは少なく，他の患者とデールームで楽しそうに話している光景をよくみかけた．腹痛時には痛み止めの薬が処方してあったが，薬を飲んでも痛みは全然収まらないと訴えるも毎日，2回以上服用していた．入院中の心理面接からは，自分の病気について「家は居心地が悪いが私が

お腹が痛い時には学校よりもそれなりに心配してくれる．病院はすぐにみてくれるし，居心地がいいのでもっと長く入院していたい」といった．診察時には必ず「お腹が痛い」と訴え，胃カメラを施行した後に涙を流しながら「今までのなかで一番お腹が痛い」と訴え，痛みの訴え方がかなり大げさで，いわゆる赤ちゃん帰りをしているように思われた．各種検査が終了し，第15病日で退院とした．退院後も相変わらず腹痛を訴え，学校の方も行く気配はみせなかったが，毎週心療内科の外来には通院していた．ある外来時に「私のお腹の痛みは大変でしょう？」といったので，「確かに大変だけれど，君が一番つらい思いしているんでしょ．痛いながらもがんばって外来に毎週通っているんだね」と共感した．その後も外来にはきちんと通院していたが，いつしか通院の間隔も開くようになった．ある日，彼女の母親が来院して，腹痛のほうは相変わらずだが学校へは毎日通うようになったと報告に来た．ときどき本人も来院することがあるが，なんとか学校には通っているということであった．

A．不登校について

1941年，Johnson. A.Mが大きな情緒不安のため学校に行けない子供たちを「学校恐怖症」と呼び，中心的メカニズムは母子分離不安にあると報告した．しかしその後，学童が年長になるに従い学校に行けないのは単に学校に対する不安や恐怖だけでなく，個人の生育歴上の問題や性格傾向などのさまざまな要因が関与していることから，学校に行けない状態を「登校拒否」と呼ぶようになった．さらに1970年代頃より，必ずしも登校を拒否しているわけではなく，学校に行きたくても身体症状により行けないことから「不登校」とも呼ばれている．文部省，また教育関係者の間では「登校拒否」という用語がすでに一般に浸透していること，併せて最近「不登校」という用語が多く使われるようになったため，その意義も考慮して「登校拒否（不登校）」と表現している．用語については以上のような経過があるが，要は一つの疾患単位ではなく，何ら

かの心理的，身体的あるいは社会的要因・背景により，児童生徒が登校しないあるいは登校したくてもできない状態である．

小中学生段階では，社会的には未熟で消極的，対人緊張が強く友人は少ない傾向があるとされていたが，最近ではその傾向は少ないようである．身体症状としては頭痛，腹痛，嘔気，手足の痛み，全身倦怠感，微熱などを訴えることが多い．

医療側が不登校の症例に接するのは，これらの身体症状を抱えて親とともに来院する時から始まる．

最近の研究では，これらの身体症状は不登校状態になる6ヵ月以内にすでに出現している割合が高いと報告されている．すなわち，これらの身体症状は，心理・社会的ストレスが高まったことを示す「信号」であり，そのストレス状況が続いた行動面の障害として不登校を呈したと理解できる．種々の要因が解決されないまま登校することのみを強要すると，不安・恐怖はますます増大し，家庭内暴力などの攻撃的態度が現われ，さらには外出さえもできない自閉的となることもある．かつて高木は，不安感が強く心身症状や不安の代償行動が現われやすい時期を心気症時期，登校を強要して不安が増強し親に暴力をふるうようになる攻撃的時期，その後登校さえできない状態が慢性化し家族との接触さえも遠ざかる時期を自閉的段階と呼んだ．

学校側でみられる不登校のサインとしていくつかの特徴があげられる．休日の翌日に欠席したり風邪による欠席が断続的となり，1回の欠席日数期間が長くなる．遅刻や早退が増え，体調不良のため保健室に行く回数が増える．クラブ活動や委員会活動をやめたがり，成績が低下する．休み時間中もどことなく元気がなく，授業中も集中力に乏しいなどである．学校側の予防的対応として，これらの細かいサインに注意を払い，親との連絡を密にすることが大切である．

不登校の「治療」とは何であろうか．

前述したとおり，不登校は疾患単位ではなく，登校しない，あるいは登校できないという状態像なので，本質的な問題が解決されないまま患児に学校へ行かせることは無意味であるし慎むべきである．

不登校の治療は，治療者が原因となる問題を十分理解し，家庭や学校との協力体制のもとで患児とともに問題を解決する糸口を捜し出すことが重要なので

ある．すなわち，不登校者が示す行動や病状には原則的には何らかの意味を含んでおり，不登校が顕在化するまでに，問題を何とか自分一人で処理しようとしたがなかなかうまくいかず，もう自分の手には負えないということで相手にメッセージを送っているのである．しかしながら，多くの場合学校や家庭ではこのメッセージを逸脱行為ととられて，被害的に受け取ってしまうのである．治療者はこのメッセージを読みとり，学校や家庭に伝えて，患児には自分一人で処理するのではなく治療者とともに，あるいは親や教師も含めて処理していけることをフィードバックする必要がある．

　時折，本人は来院せず，親のみが相談に来る場合がある．「学校とも連絡を取り，いろいろ努力してみたが子供がどうしても学校に行ってくれない．自分ではどうしていいのか途方に暮れている」と母親あるいは両親が憔悴しきって来院する．親の立場からは，子供が学校に行かないことは大きなストレスであり，自らも救いを求めているのである．不登校状態にある子供の治療的対応も大切であるが，家族の立場から見た共感的理解も必要である．すなわち，相談相手が母親であれば，治療対象は「不登校児をかかえて心身の体調を崩した主婦」であり，母親自身に心身医学的治療を行うことも必要なのである．

（芝山幸久：東京都健康づくり推進センター．健康づくりと指導者養成テキスト「休養分野」から症例部分抜粋）

3. 神経性嘔吐の3症例

 嘔吐は症候学的には日常臨床の中でよくみられるものである．神経性嘔吐を診断するにあたっては嘔吐のメカニズムから考えた鑑別診断が重要である．すなわち，嘔吐を起こす刺激の種類を，①消化管などの末梢由来のもの，②脳神経に由来するもの，③化学物質受容器に由来するもの，④精神活動などをつかさどる高位中枢に由来するもの，の4つに整理して診断していく必要がある．神経性嘔吐は大部分が④に相当すると考えられるが，強いストレスが胃の蠕動や胃酸分泌を反射的に昂進し，これらの刺激により嘔吐中枢が反応する①の場合も考えられる．

 身体的疾患の除外診断が終わったら詳細な生育歴，心理・社会的背景，パーソナリティ，精神的病態水準などのデータを収集し，治療計画を立てる．特に思春期では診断過程が治療同盟を早期に結ぶうえで重要なファクターとなることが多い．Wrubleらは神経性嘔吐はストレスが加わったときの消化器系反応であり，消化器症状の程度は個人の有する神経病理の深さ，心理的障害の大きさによるとしている．たとえば，同じストレスでも精神病理が軽ければ食欲低下だけで済むし，重ければ食行動異常までに至るわけである（図19）．

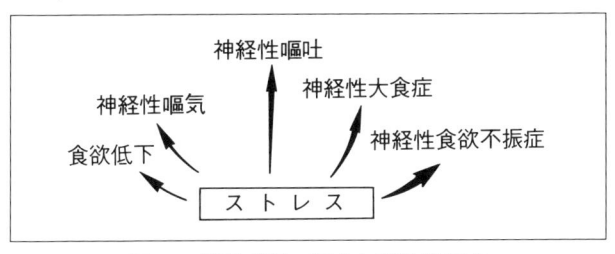

図19　精神病理の深さと消化器反応

筆者も神経性嘔吐は単一の疾患ではなく心理・機能的障害による一部分症状であると考えており，神経性嘔吐を細かく類型化するよりは，多軸的に評価していくほうがより臨床的であると思われる．ここでは神経性嘔吐の症例を3例呈示し，それぞれに心身医学的考案を述べてみる．

A．症例提示

症例1：15歳，男子，高校1年生．
主訴：嘔気，嘔吐
起始・経過：平成1年12月頃より受験勉強が忙しく，食生活も不規則になることが多かった．また，この頃より風邪をひきやすく，ときどき咽頭痛や微熱を訴えることがあった．近医受診し，投薬のみで軽快した．翌年1月，受験校に願書を提出に行く2日前より突然嘔気が出現．当日の朝も嘔気が強く2回嘔吐したが，願書を提出した後は症状は消失した．その後しばらくは症状がみられなかったが，受験日の前日より再び嘔気や嘔吐が出現．なんとか試験は受けられ，症状も徐々に軽減した．しかし，その後学校に行く途中で時々嘔吐がみられ，母親が知人に相談したところ当科を紹介され，2月9日に受診した．既往歴は幼児期に気管支喘息．身体所見は体格は中等度で，やや，やせ気味であるが，それ以外特記すべき所見なし．血算，生化学，検尿，上部消化管造影，頭部CT，脳波はいずれも正常であった．

生育歴は，本例の家族は両親と弟の4人家族で，父親の職業は青果卸売業．幼少時よりとても厳しく，ときどき暴力を振るうこともあった．母親はやさしいが心配症で，子供に対してやや過干渉傾向がある．弟は1つ違いで中学3年生．性格は本例とは反対に，明るく社交的であるという．本例は幼少時は喘息のため病院通いをしていたが，中学校に入学してからは健康で，無線部の部長をしたり，成績も上位であった．

外来では検査結果を説明した後スルピリドとマイナートランキライザーを投

与し，15分程度の簡易精神療法を行って経過観察した．当初は治療自体に緊張感があるためか，通院途中で何度か嘔吐したり，診察の順番を待っているうちに嘔気・嘔吐が出現することがあった．診察室でも症状の話題が中心であったが，徐々に学校のこと，家族のこと，バイトのことなどをよく話すようになり，しばらく通院を続けるうちに嘔気・嘔吐も軽減していった．

考案：本例は受験のストレスが契機となり発症したと考えられる神経性嘔吐の1例であるが，受験が終わっても症状が継続しており，短絡的に心身相関の図式に当てはまらないと考えられる．すなわち，診察場面では明らかにされていないが，家族内葛藤，学校での適応状態，自我脆弱性など，さまざまなファクターも考慮する必要がある．思春期の発達過程で，15～16歳の中期青春期は自己を過大評価する反動として過小評価することがあり，表面になかなか現れないような内的葛藤が身体化する可能性がある．特に本例には内部葛藤を受け止めてもらえる新しい対象（new object）が必要であると考えられた．本例は徐々に症状レベル以外のことを話すようになり，治療者は new object としての役割が果たせたと思われる．

症例2：17歳，女子，高校3年生．
主訴：嘔吐，不登校
起始・経過：昭和63年2月，急性虫垂炎の手術目的のため当院の外科に入院となった．無事手術は終了し，退院が近づくに従って嘔気・嘔吐が出現するようになった．器質的には問題がなく，心身症が疑われたため，当科に依頼受診となった．神経性嘔吐の診断にて心療内科に転科してフォローすることになった．面接の結果，次のことが明らかとなった．本例は幼少時より気管支喘息があり，学校も休みがちで，友人も少なかった．中学時代にはネフローゼ症候群に罹患し，ステロイドを服用したが，その副作用のため肥満が出現した．その後，友人から馬鹿にされることが多くなり，次第に学校に行くのが苦痛になってきた．学校に行こうとすると抑うつ感，嘔気が出現するため，遅刻や早退が増え休みがちとなった．このことから，退院間近の症状は退院後再び学校に行かなければならないという学校恐怖が身体化された症状であると推察された．治療として行動日誌による再教育的アプローチ，毎週2回40分間のカウンセ

リング，音楽療法を行った．入院期間中，母親は毎日面会に来て，面会時間が過ぎると1階のロビーで寄り添っている光景が何度かみられ，母子共生関係が強い印象であった．心療内科に転科後嘔吐の回数は減少したが，今後も長期的に心身医学的サポートが必要と考えられた．退院後はカウンセリングを継続していくことを契約して退院とした．

　考案：本例はいわゆる思春期の不登校の1例で，DSM-III-Rの診断は身体的愁訴を伴う適応障害，あるいは身体的病態に影響する心理的諸因子が考えられる．ヒステリー論の観点からは虫垂炎による入院体験は学校での不適応状況からの逃避の場を獲得した糸口であり，身体症状を呈することにより保護的環境（＝入院）を維持し，二次的疾病利得を獲得したと思われる．またその結果，母子共生関係が強いと推察される本例が，母親を独占したいという願望が満たされ（一時的疾病利得の獲得），入院体験が退行促進的に働いていると示唆された．本例の嘔吐のパターンは神経性食欲不振症でみられる自己誘発性嘔吐ではなかったが，若年女性，肥満を指摘されたこと，過干渉の母親といった点から，摂食障害の可能性も十分に考慮して治療していく必要があった．

　以上，ライフサイクルから発達課題に注目して治療的に接近した思春期の神経性嘔吐症例を呈示した．

症例3：29歳，女性，主婦．
　主訴：食後の頻回の嘔吐
　現病歴：昭和58年11月に祖母が死亡し，祖母の看病・葬式の準備などで食事の不規則な日々が続いた．この頃より，微熱，立ちくらみが出現するようになり，食後に自然に嘔吐するようになった．嘔気や腹痛はみられない．食欲はしだいに低下し，体重も減少するようになった．そのため，N病院内科受診．胃X線検査，内視鏡検査，血液・尿検査施行するも大きな異常はなかった．昭和59年夏頃より嘔吐の回数も増加し，S病院受診．そこで当科を紹介され入院となった．
　既往歴：20歳：胃潰瘍，25歳：腎盂腎炎
　家族歴：特記すべきことなし．
　生活歴：生まれは静岡県．同胞は3人で，兄と妹がいる．兄は神経質で努力

家．妹も神経が細かく几帳面であった．父親は，5年前に某自動車会社を停年退職し，まじめで厳格，子供に対するしつけも非常にきびしかった．母親は，温厚でやさしく，内向的であった．このような家庭で，小学校から高校まできびしく育てられた．高校2年の時に現在の夫と知りあうが，夫の開放的で，さっぱりとした性格にひかれたという．大学進学後は4年間東京で過ごすが，この時期は両親からしばられることもなく，最も充実した学生生活を送ることができた．大学卒業後に結婚．現在は子供が2人おり，夫の実家のパン屋で店の手伝いをしている．

入院時現症：身長160 cm，体重44 kg（－18％），脈拍60/分 整，呼吸数17/分，血圧100/60 mmHg．意識清明，眼瞼結膜に貧血は認めず，胸部所見，腹部所見は特記すべきことなし．皮膚がやや乾燥，神経学的所見も特記すべきことなし．検査所見は，血液・尿検査で低蛋白血症および軽度の貧血と，尿中のアセトンが陽性を示した以外は異常所見はなかった．立位心電図では，第II誘導T波の平坦化を認め，マイクロバイブレーションではβ波優位．胃X線検査では，特に病変は認めなかった．脳波では，hyperventilationにて非局在性のslow wave burstを認めた．

心理テスト：CMIで深町法IV領域，阿部法IV領域，YG性格テストAD型，MAS 22点，SRQ-D 17点，Alexithymia Scale 14点であった．

入院後の経過：嘔吐は，食後まもなく発現することが多く，嘔気，腹痛を伴うことは少なかった．患者にとって嘔吐は，ほとんど苦痛を伴わず，むしろ快適な行為であったという．入院期間中の嘔吐回数の変化は図20に示したとおり，おおむね1週間の周期で増減を繰り返し，どの週も面会日が近づくにつれて増加し，面会日と嘔吐回数はピークが一致した．体重は入院中ほぼ一定しており，大きな体重減少はなかった．嘔吐以外の症状としては，便秘，全身倦怠感を訴えたが，それ以外は特に症状はなく，不安感・焦燥感も入院前に比べて軽減していた．心身医学的アプローチとして，毎週2回の面接および自律訓練法を教示した．薬物療法としては，自律神経調整剤およびsulpirideを使用した[1,4]．面接では，回数を重ねるごとに患者が種々の心理的葛藤状況におかれていることが明らかになった．

具体的には，嫁と姑の問題，夫の親類に対する過度の気遣いなどがあげられ

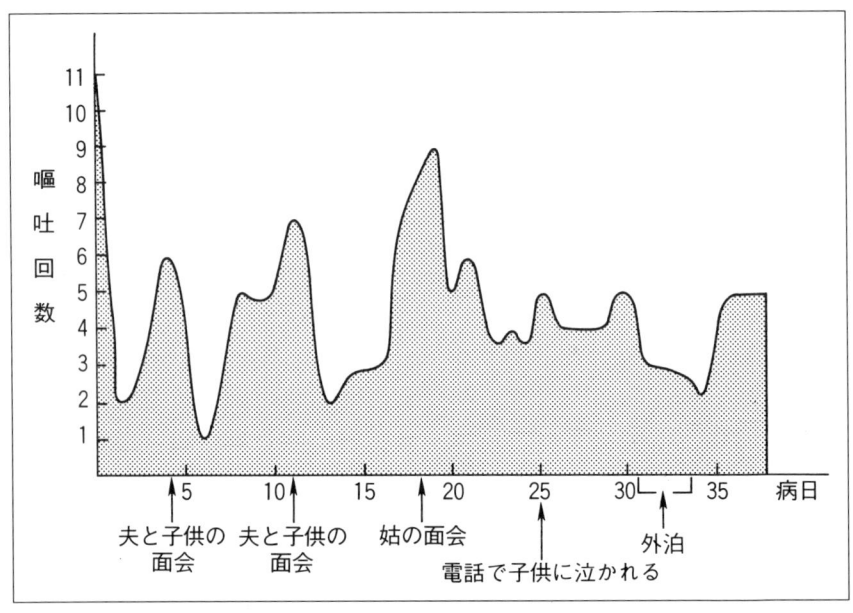

図20　臨床経過

た．自律訓練は第1公式，第2公式を中心に毎日3回行わせ，毎週1回記録用紙の結果に基づいて指導していった．退院する頃は，嘔吐回数が極端に増加することは少なくなった．入院第30病日頃より子供の母親分離不安が強まり，患者自身は入院継続の意志はあるも，一時的に退院したいとの要請があり，昭和59年12月30日に退院となった．

B．考　察

本症例は，入院中の嘔吐回数の経過と，面接により明確化した心理的葛藤状況，自律神経機能の低下，および器質的病変が存在しないことから神経性嘔吐と診断した．心的葛藤因子は，先にも述べたごとく単一のものではなく，多面

的な因子が重複していると思われる．それに加え生活歴からも察せられるように，幼少時からきびしく育てられた家庭環境により，性格的にも対他的配慮が過度になりやすい傾向が症状に関与したと考えられる．

　本例は心身相関があまりにも明瞭であり，表面的な心理的葛藤以外に，生育歴上の背景に何らかの抑圧が存在することも考えられた．もし本例を抑圧モデルとするならば，治療上，内省精神療法が主体となり，長期の入院が必要であった．しかし，その間本例の幼い子供（2歳と3歳）は母親と分離された状況にあり，精神発達論的観点からは問題があった．また，短期間で退院し，その後も内省精神療法を継続したとしても，治療が進行するにつれ，本例の年齢退行を促進し，母親としての役割が脆弱化することも考えられた．それに伴い，母子関係，夫婦関係にひずみが生じることが予測された．したがって，内省精神療法により症状を消失させるよりはむしろ，症状自体は問題にせず現在の生活状況に，いかに適応させていくかをアプローチしていくほうが有意義であると考えた．

　われわれは，本症例から心療内科領域の疾患の病態には，入院期間中の行動観察および患者自身の内面的な心理状況を捉えることの重要性を再認識し，入院前の少ない情報源と，入院中に得られた情報から，いかにして今後の治療プロセスを設定していくべきかを学んだ．

<文　　献>

1) Morgan HG：Functional vomiting. J Psycosom Res 29：341-352, 1985.
2) Wruble LD, Rosenthal RH, Webb WL：Psychogenic vomiting；A review. Am J Gastroenterol 77：318-321, 1982.
3) Rosenthal RH, Webb WL, Wruble LD：Diagnosis and management of persistent psychogenic vomiting. Psychosom 21：722-730, 1980.
4) 中川哲也：神経性嘔吐の心身医学的研究（第1報）．心身医 12：332-333, 1972.
5) 村岡　衛, 美根和典, 松本浩二朗, 他：心因性（神経性）嘔吐の病態に関する研究．心身医 30：125-130, 1985.
6) 清水将之, 鈴木裕一郎：青年期と心身症．心身医 25：74-79, 1985.
7) 奥村二吉, 薄井省吾：心因性無心・嘔吐．臨床研究 49：947-952, 1964.

　　　　　（芝山幸久：心因性嘔吐. Pharma Medica 9：35-38, 1991.）
　　　　　（芝山幸久：神経性嘔吐の1例．心身医学 27：629-632, 1987.）

4. 神経性食欲不振症に合併した重症逆流性食道炎の1例

　摂食障害の中で神経性過食症（以下BNと略す）では頻回の自己嘔吐により逆流性食道炎を合併しやすいことが報告されているが[2,3,4]，過食や自己嘔吐がまったく観察されない神経性食欲不振症（以下ANと略す）に重症の逆流性食道炎を合併した症例報告は著者らが検索した限りにおいてはみあたらない．今回，われわれはANの治療経過中に胸やけや心窩部痛を訴え，内視鏡検査にて重症の粘膜所見を有する逆流性食道炎を経験した．食道炎の症候がANの不食や摂食恐怖の増悪因子と考えられた1例と思われたのでここに報告する．

A. 症　例

　患　者：初診時18歳，女性
　主　訴：無月経，体重減少
　現病歴：平成5年秋頃に友人から太ったといわれたことをきっかけにダイエット開始（ダイエット前の体重は49 kg）．冬頃には体重は42 kgまで低下し，家族からダイエットは中止するようにいわれたため，3食きちんと食べてはいるが体重は減り続けた．平成6年春から無月経となり近医（産婦人科）受診．そこで体重減少性無月経を指摘され，心療内科を勧められて平成7年11月に当科受診となった．
　家族歴：両親と妹の4人家族

既往歴：特記すべきことなし
身体所見：身長163 cm，体重37 kg．血圧90/60 mmHg，脈拍数48回/分，眼瞼結膜に貧血なし，頸部に甲状腺腫認めず．心音，呼吸音正常．腹部はやや陥凹し，圧痛は認めず．下腿部に浮腫はなく，神経学的所見正常．
臨床経過：外来では食事日誌による栄養指導や食行動の修正を試みたが，体重はほとんど変わらず，むしろ徐々に減少傾向にあった．治療者が身体面の精査および食習慣の改善を目的とした入院を勧めたところ，大学に入るまでに体調を整えたいという理由で入院治療を希望し，平成7年11月に入院となった．
約2ヵ月半の入院期間中，自己嘔吐や過食などの食行動異常はみられず，血中，尿中の電解質およびアミラーゼ値は正常範囲であった．規則的に常食は摂取しているものの，毎食の摂取量が少なかったり，カロリーの高い副食は残す傾向があったため，体重は1 kg程しか増加しなかった．入院中の面接や病棟回診で「太るのが怖い」「もっとやせたい」などと言語化することはほとんどなかったが，カロリー摂取を巧妙に制限する行為自体が非言語的に肥満恐怖や，やせ願望を示していると思われた．心窩部痛が時折みられ，入院中の胃X線検査ではバリウムの胃排出時間が遅延していることが確認され，内視鏡検査では特に異常はみられなかった．退院後は定期的に通院していたが，体重は38 kgから39 kgにとどまり，なかなか体重は増加しなかった．通院中も本人や家族からの情報では過食や自己嘔吐のエピソードは認められなかった．平成9年1月頃より心窩部痛出現．1月下旬に内視鏡検査を施行したところ食道の門歯より25 cmからEC junction直上まで3〜4条のlineal ulcerを認め，滑脱型ヘルニアが確認された．ファモチジン，アルサルミン，マーロックスの投与により徐々に軽快した．その後も外来で定期的に通院していたが，時折，胸やけや心窩部痛を訴え，面接の中では食べるとすぐに腹がはるので，食べることが怖いと語られた．体重は徐々に減少傾向にあり平成10年3月には36 kgまで減少した．この頃より食物が胸につかえる感じ，心窩部痛が頻回に生じるようになり3月下旬に再び内視鏡検査施行．食道入口部直下より白色調の粘膜で切歯より25 cmからEC junctionまで不整の白苔を有するerosionが連続しており，易出血性で一部にoozingがみられる重症の食道炎の所見であった．入院を勧めたが学校が始まる理由で本人が拒否したため，プロトンポンプ阻害薬

(PPI) のランソプラゾール (15 mg), マーロックス, アルギン酸ナトリウムなどの薬物療法を中心に外来加療を行った. 約1ヵ月後に内視鏡検査を再検したところ食道炎は門歯より 35 cm 付近に輪状の引きつれを残して著明に改善 (Grade A) していた. 4月に本人より面接の中で体力をつけるために水泳を始めたいと提案があったが, 体重が回復すれば可能であることを告げた. それから徐々に食事摂取量が増加するようになった. 自覚症状もほとんどなく, 5月下旬には 40 kg まで回復し, 現在も通院加療中である.

B. 考 案

逆流性食道炎は酸性胃内容物の食道内への逆流によって引き起こされ, 最近ではその病態を胃食道逆流症 (gastroesophageal reflux disease：GERD) として一括されている[5,6]. 摂食障害の中では神経性過食症 (以下 BN と略す) の消化管合併症の一つとして知られている[2,3,4]. その発症機序として自己嘔吐や大量の食物摂取による機械的刺激により食道粘膜が傷害されることによるとされている[3,4]. 一方, Alexander ら[1]は 37 例の BN に対して上部内視鏡検査を行ったところ, 23 例は正常で食道炎を認めたのは 8 例で, いずれも軽度であったとしている. さらに頻回に自己嘔吐している BN 22 例中食道炎を認めたのは 6 例で, 自己嘔吐の回数や期間と食道炎の有無とは相関を示さなかったと報告している. 本症でも本人からは一過性の食物大量摂取, 自己嘔吐の申告はなく治療者や病棟看護婦, 家族もこれらの食行動異常を確認していないことや, 血中, 尿中の電解質異常, アミラーゼ値に異常がみられなかったことより他の原因が考えられた.

GERD の発症機序として一般には嚥下とは無関係な一過性の下部食道括約部の弛緩 (transient lower esophageal sphincter relaxation：TLESR) により引き起こされると考えられ[6], 胃排出遅延によりその頻度が増加することが報告されている. AN では胃排出能は遅延することが従来より報告してお

り[10,11,12)]，本症においても胃排出能の低下がTLESRを増加させ逆流性食道炎を引き起こしたと推察された．GERDの内視鏡による重症度分類としてロサンゼルス分類が知られており[7,8)]，粘膜傷害の程度によりGrade 0 からGrade Dまでに分類される．本症は1回目の内視鏡では粘膜傷害の長径が5 mm 以上あり，粘膜病変が互いに連続していないことからGrade Bと判定されるが，2回目の内視鏡所見は全周性に粘膜病変を認め，最も重症のGrade Dと判定した．

食道内酸逆流を客観的に評価する方法として食道内pHモニタリングが一般的であるとされており[5)]，ANに胸やけや心窩部痛などが続く場合はGERDの客観的評価として有用と思われる．著者らは，当初より逆流性食道炎は自己嘔吐や過食によるものと理解していた．しかしながら食行動観察，臨床検査所見などから過食や自己嘔吐の事実が何ら見いだせずに経過し，2回目の逆流性食道炎が改善した後に食行動異常以外の原因を考えた経緯からこれらの検査を行うことはできなかった．

GERDの薬物療法としてはPPIを早期から積極的に用いることが提唱されており[8)]，本症においてもランソプラゾールにより著明な改善を認めた．本症で体重がなかなか増加しなかった要因の一つとして肥満恐怖のほかにGERDの症状が存在することで食事摂取量が不十分であったことが考えられた．ANにおける胸やけや心窩部痛に対してはGERDも考慮し，内視鏡検査，食道内圧測定，食道内pHモニタリング，胃排出能検査などの客観的評価を積極的に行い，早期に強力な酸分泌抑制効果のあるPPIを投与すべきであると考えられた．

<文　　献>

1) Alexander K, Stefan, W, Siegfried M, et al : Upper gastrointestinal endoscopy findings in patients with long-standing bulimia nervosa. Gastrointestinal endoscopy 35 : 516-518, 1989.
2) Anderson L, Shaw J.M, McCharger : Physiological effects of bulimia nervosa on the gastrointestinal tract. Can J Gastroenterol 11 : 451-459, 1997.
3) Cuellar R.E, Kaye W.H, George Hsu L.K, et al : Upper gastrointestinal tract dysfunction in bulimia. Dig Dis Sci 33 : 1549-1553, 1988.
4) Cuellar R.E, Van Thiel D.H : Gstrointestinal Consequences of the eating

disorders: anorexia nervosa and bulimia. Am J Gastroenterol 81: 1113-1124, 1986.
5) 本郷道夫, 菅原　隆: 逆流症の概念と臨床. 臨床消化器内科 11: 1531-1538, 1996.
6) 小林正文: GERDの発症機序. 臨床消化器内科 11: 1539-1548, 1996.
7) 星原芳雄: GERDの診断 (3) 内視鏡診断と分類. 臨床消化器内科 11: 1563-1568, 1996.
8) Devault, K.R and Castell D.O: Guidelines for the diagnosis and treatment of gastroesophageal reflux disease. Arch Intern Med 155: 2165-2173, 1995.
9) 友藤喜信, 佐伯　進, 川井行雄, 他: 肥満とやせの病態に関する研究 臨床と研究 63: 1896-1898, 1986.
10) Dubois A, Gross H.A, Ebert M.H, et al: Altered gastric emptying and secretion in primary anorexia nervosa. Gastroenterology 77: 319-323, 1979.
11) Holts S, Ford M.J, Grant, S, et al: Abnormal gastric emptying in primary anorexia nervosa. Br J Psychiat 139: 550-552, 1981.
12) Stacher G, Kiss A, Wiesnagrotzki S, et al: Oesophageal and gastic motility disorders in patients categorised as having primary anorexia nervosa. Gut 27: 1120-1126, 1986.

(芝山幸久: 臨床経過中に重症の逆流性食道炎を合併した神経性食欲不振症の1例. 心身医学 39: 547-551, 1999.)

5. 過敏性腸症候群として紹介受診したS状結腸癌の1例

　心療内科領域であつかう消化管疾患は消化器心身症が中心であるがその他,消化器症状を呈したうつ状態や不安障害のケースも治療の対象となる．心療内科を受診する患者の多くは他科で十分検査がなされた後に当科を紹介されて来院するが,時には検査が不十分なままで「心身症的色彩が強い」という理由から当科を紹介されたり,患者自身が心身症と思いこんで心療内科を受診することがある．この場合,注意を要するのは心身症の様相を呈していても,時には悪性腫瘍などの重大な疾患が存在している場合がある．したがって,心療内科における消化器病のプライマリケアは消化器心身症を診断するうえでの除外診断がポイントと思われる．ここでは消化器心身症の代表疾患である過敏性腸症候群が疑われた結腸癌の1例を呈示する．

A. 症例提示

症例：34歳, 男性. 養護学校教諭
主訴：下腹部痛, 下痢
既往歴：特記すべきことなし
家族歴：特記すべきことなし
現病歴：平成10年4月頃より,朝出勤前になると下腹部がしくしく痛むようになり,排便後に痛みは軽減した．便は軟便で残便感はない．食欲は普通で

体重も一定していたため医療機関には受診せず様子をみていた．下腹部痛は徐々に軽減していたが下痢はときどきみられていた．学校での行事もふえてストレスもたまるようになったため全身倦怠感や食欲の低下がみられ，体重も3ヵ月で5 kg減少した．また，最近以前のような下腹部痛が再び出現するようになったため近医内科受診したが，軽度の貧血以外は異常は指摘されず，過敏性腸症候群を疑われ心療内科を受診した．

身体所見：身長174 cm，体重52 kg，血圧106/64 mmHg，脈拍数70/分，眼瞼結膜に軽度の貧血認める．甲状腺腫触知せず，心音・呼吸音は正常．腹部は平坦かつ軟，右下腹部に軽度の圧痛を認める．

生育歴：生まれは東京で，同胞に妹が1人いる．両親共に教師をしている．幼少時よりおとなしく，しかられた記憶があまりない．中学，高校と成績は良くまじめで勉強熱心であった．大学は教育学部に進学し，テニスのサークルに入り充実した楽しい学生生活を送った．卒業後は養護学校に就職し教師として勤務している．今年の春から重度障害児のクラス担任となったが，好きな仕事なので頑張って働いていた．この頃から症状がでるようになったが，自分では知らないうちにストレスがたまったのではないかと感じている．

B．臨床経過およびアセスメント

前医にて一通りの身体的検索にて器質的疾患が除外されていること，腹痛を伴う便通異常があり当初は排便後に腹痛が軽減していること，仕事の過労が重なり心身相関が比較的明瞭であることから受診前診断のとおり，本例は過敏性腸症候群が最も考えられた．また，几帳面，まじめ，執着的な病前性格傾向と全身倦怠感，食欲低下などの症状からうつ状態も考え，整腸剤，自律神経調整剤とともに少量の抗うつ剤を投与し外来にて経過観察した．2週間後頃よりやや症状の改善がみられ，食欲も増加し，意欲もでてきた．ただし，時折強い腹痛がみられたが仕事は休むことなく続けていた．1ヵ月後より自律訓練の教示

表27　パーソナルプロフィール

1）食事
　食欲や摂取量，食習慣の乱れの有無
2）睡眠
　睡眠時間，睡眠覚醒リズム，睡眠障害の有無
3）排尿
　頻尿や排尿障害の有無
4）排便
　排便回数，便秘や下痢の有無
5）月経
　初経，閉経年齢，月経異常の有無
6）タバコ，アルコール
　喫煙状況，飲酒状況
7）趣味，スポーツ
　日常生活にどの程度取り入れられているか
8）仕事
　職業名，仕事内容，目標の達成度
9）心理状態
　不安，抑うつ，焦燥感など
10）心理的・社会的要因
　症状と関連していると思われるストレッサー
11）性格
　病前性格など

　も併用し心身ともに安定していたが，体重減少や軽度の貧血が続いていたため当科で再度身体的検査を行ったところ，鉄欠乏性貧血と便潜血陽性および軽度の肝機能障害を認めた．
　注腸検査ではS状結腸にアップルコア様の陰影欠損を認め，大腸ファイバーにて全周性の潰瘍を呈する隆起性病変を認め生検の結果，大腸癌と診断された．また，腹部超音波検査および腹部CT検査で肝臓に転移していることが明らかになった．
　本例は心療内科の受診前に器質的疾患が除外され「過敏性腸症候群」という消化器心身症が疑われて当科を受診した．現病歴や表27に示すようなパーソナルプロフィールの情報からも過敏性腸症候群としての臨床的色彩が強く検査上異常がなければ心身症としての診断・治療がなされる．しかしながら，過敏

性腸症候群では著しい体重減少，貧血は通常みられないので紹介状に記載された受診前の診断を鵜呑みすることなく，器質的疾患を最後まで疑って診療していくことがプライマリケアにおいて重要である．

本例は心身症の診断に当たっては心身相関のみに目を奪われることなく身体的評価はあくまでも客観的に，治療の経過に並行して必要であれば繰り返し行うべきであることを警鐘しているといえよう．

<文　　献>

1) 中野弘一：望ましい心身医療（内科の立場から）. 心身医療 **2**：821-825, 1990.
2) 芝山幸久, 筒井末春：過敏性腸症候群. 診断と治療 **76**：1575-1578, 1988.
3) 筒井末春：心療内科の診かた. 心身症を診る. 37-68, ライフ・サイエンス, 1985.
4) 芝山幸久, 筒井末春：心療内科における消化器病のプライマリケア. カレントテラピー **9**：2012-2014, 1991.

索　引

A

曖昧さ　48
悪性腫瘍　11, 143
顎関節症例　45
新しい対象（new object）　133
アイデンティティ　7
アトピー性皮膚炎　45
アップルコア　145
アドレナリン系　2
アルギン酸ナトリウム　140
アルコール依存　98
アルコール中毒　9
アレキサンダー　4, 5
A型肝炎　93
ADL　15
AGML（急性胃粘膜病変）　96

B

病前性格　66
病的不安　80
物理的ストレッサー　21
便通障害　25
便秘型　122
防衛機能　4
防御因子　67
母子関係　137
母子共生関係　134
母子分離不安　128
バイオフィードバック療法　73
ビタミンB_1　49
ブルーカラー　8
ベーニース　11
Beck's Depression Inventry (BDI)　28
bio-psycho-social モデル　73
Bulimic Investigatory Test Edinburgh (BITE)　35

C

虫垂切除術　87
中間管理職　12
注腸検査　145
中年期　10
腸管癒着症　87
聴診　15
CMI健康調査表（Cornell Medical Index-Health Questionnaire）　38
CMI日本語版　38

D

代償行動　129
大腸ファイバー　145
脱水症状　19
動作性知能　16
独立心　7
ど忘れ　11
ドイチュ　4
DSM-III-R　134
DSM-IV (Diagnostic and Statistical Manual of Mental Disorders)　61

E

栄養指導　139
塩酸　67
エリクソン　7,19
エンジェル　5
エンドセリン　67
Eating Attitudes Test (EAT)　35
EC junction　139

G

外部環境　1
学習経験　15
学校恐怖症　128

逆流性食道炎　138
現実不安　80
自我　4
自我心理学　4
自我脆弱性　133
自己嘔吐　138
自己記入式質問票　76
自己形成　8
自己破壊　87
自己不全感　117
自己誘発性嘔吐　134
自殺　9
耳鼻科領域　45
自閉的段階　129
自律訓練法　57,73,135,144
自律神経亢進　51
自律神経機能異常　49
自律神経機能検査　50
自律神経緊張異常者　49
自律神経系　2
自律神経失調症　44,48
自律神経失調症候群　49
自律神経症　4,65
自律神経症状　48
自律神経性身体的愁訴　50
自律神経調整剤　135,144
自律神経毒　49
自律神経反応論　65
自律神経不安定症　49
腎臓内科医　103

ガストリン　67
グリンカー　5

H

配置転換　9
排便リズム　121
白衣高血圧　25
働き盛り　7
発達過程　133
半構造化面接　111
汎適応症候群（general adaptation syndrom）　65
被虐的欲求　87
非言語的　139
疲弊期　2
肥満恐怖　139
肥満症　45
標榜診療科　55
頻回手術症　87
不安　19,75
不安尺度　32
不安障害　60,
不安神経症　60
夫婦関係　137
副交感神経緊張者　49
副交感神経系　4
副作用　18
副腎皮質　3
腹部 CT 検査　145

腹部神経症　88
腹部超音波検査　145
服薬コンプライアンス　72
不定愁訴　42
不定愁訴症候群　49
否定的動機づけ　80
不適応　9,59
不登校　127
閉経　11
保健室　127
補助診断　38
本態性高血圧症　5
本態性自律神経失調症　51
本能欲求　4
ハンス・セリエ　1
ヒステリー性迷走神経症　49
ヒステリー論　134
ファモチジン　139
フリーラジカル　67
ホメオスターシス　2,67
ホワイトカラー　8
H_2ブロッカー　72
Helicobacter pylori　64

I

胃潰瘍　5,93
胃酸分泌　131
胃食道逆流症（gastroesophageal reflux disease：GERD）　64,140

依存欲求　89
一時的疾病利得　134
一般適応症候群　2
一般適応反応期　2
逸脱行為　130
胃排出能検査　141
咽喉頭異常感症　45
飲酒　68
陰性逆転移　104
インターフェロン療法　96
インターロイキン1　67
インテークインタビュー　93
インフォームドコンセント　45
ICD-10　51

J

十二指腸潰瘍　93
術前検査　84
循環器科医　103
循環器疾患　103
情緒障害　42
情緒反応　89
情動的緊張状態　65
除菌　72
女性ホルモン　11

K

潰瘍症　71

潰瘍性格　65
潰瘍性大腸炎　5, 93
過換気症候群　60
核家族化　9
過剰適応　8, 59, 69, 94
過剰服用　17
下垂体　3
家族内葛藤　133
家族内暴力　9
過大評価　133
滑脱型ヘルニア　139
家庭内暴力　129
過敏性腸症候群　25, 60, 93, 121, 143
仮面うつ病　27, 57, 125
加齢　16
簡易診断用質問票　35
環境調整　26
還元性　17, 36
肝細胞癌　93
関節リウマチ　5
完全主義傾向　85
気管支喘息　5, 45
器官神経症　51
危険因子　68
気質　71
喫煙　68
機能喪失　85
基本的信頼関係　84
脚気　49
脚気様状態　49

索 引

急性胃炎　93
急性潰瘍　67
急性膵炎　93
脅威　81
境界例　117
共感的理解　84
恐怖　75
虚血性心疾患　45
緊急反応　2
筋弛緩訓練　81
緊張状態　26
苦痛　75
警告反応期　2
経済的負担　111
形質　71
軽症うつ病　57
傾聴　15
欠勤　9
結婚　9,124
血小板活性化因子　67
結腸癌　143
血糖値　2
血圧　2
健康管理指標　45
健康調査表　39
顕在性不安　32
顕在的不安　80
研修医　110
下痢型　122
抗うつ剤　144

抗うつ薬　72
抗潰瘍作用　67
交感神経緊張者　49
交感神経系　2,4
高血圧　5
攻撃因子　67
攻撃性　25
攻撃的時期　129
攻撃的態度　129
口腔外科領域　45
口臭患者　45
甲状腺機能亢進症　5
交替型　122
肯定的動機づけ　80
行動修正　94,98
行動様式　25
行動療法　98
更年期　11
抗不安薬　17,72
高齢化社会　14
高齢患者　14
呼吸器科医　103
呼吸器疾患　103
個別化　8
カウンセリング　134
キャノン　2
クロード・ベルナール　1
コーヒー　68
コーピングスタイル　24,69
コミュニケーション　88

コンサルテーション・リエゾン　102
コンピュータ社会　12
KMI（Kyudai Medical Index）
　　45

L

ライフイベント　53,81
ライフサイクル　7
ライフサイクルの変化　124
ライフスタイル　68,72
ライフステージ　10
ライフストレス　23

M

慢性活動性Ｃ型肝炎　96
慢性関節リウマチ　45
慢性疾患　16
慢性消化器疾患　98
慢性膵炎　93
慢性頭痛　45
無意識的葛藤　4
迷走神経　48
迷走神経症　48
問題行動　72
マイナートランキライザー　86,133
メランコリー親和型　66
Manifest Anxiety Scale（MAS）
　　32

MAS日本語版　80
MMPI（ミネソタ多面人格目録）
　　32

N

内視鏡検査　23,75,138
内省精神療法　137
内部環境　1
二次的疾病利得　134
日本心身医学会　56
入院生活　86
ニューガーテン　10
熱ショック蛋白　67
粘膜出血（acute gastric mucosal
　　lesions；AGML）　67
脳外科領域　45
乗り物恐怖　21

O

嘔吐　131
嘔吐中枢　131
小此木　5
親子の絆　7

P

パーソナリティ障害　98
パニック障害　21,60

索　引　**153**

プライマリケア　143
プロスタグランジン　67
プロトンポンプ阻害薬（PPI）　139
ペプシノーゲン　65
ペプシン　67
polysurgery　87
PPI　72

Q

QOL　25, 80, 98

R

離婚　9
理想化　9
臨床心理士　98
老化　16
老化現象　14
老年期　7
老年者　14
老年人口　14
ラポール　86, 98
リエゾンサービス　106
リスクファクター　69
リラクゼーション　72
ロイコトリエン　67
ロサンゼルス分類　141

S

思春期不定愁訴　45
視床下部　3
疾病利得　28
失感情症　69
失体感症　69
質問紙法心理テスト　27, 38
死の恐怖　85
社会適応　59
社会的支援　118
社会的ストレッサー　21
社会的評価　61
集団力動的観点　102
執着性格　66
手術　84
出社困難　25
消化器科　7, 92
消化器科医　60, 93, 103
消化器科診療　27
消化器科病棟　103, 104
消化器系反応　131
消化器心身症　25, 143
消化器不定愁訴　48
消化性潰瘍　5, 64
象徴的表現　4
職業選択　8
食行動異常　131
食習慣　26

触診 15
食事日誌 139
食道炎 140
食道内pHモニタリング 141
食道内圧測定 141
食道粘膜 140
食欲低下 131
欲求不満 89
心気傾向 17
心気症時期 129
神経症患者 43
神経症判別基準 38
神経性嘔吐 131
神経性過食症 138
神経性食欲不振症 26,138
神経性大食症 35
神経性皮膚炎 5
心身医学的アプローチ 55,57,88
心身医学的サポート 94,98,134
心身医学的診断 61
心身医学的治療 92
心身医学的治療介入 97
心身医学的評価 57
心身医学的理解 84
心身一如 97
心身医療 110
心身症 56
心身症的色彩 143
心身症理論 4
心身相関 59,62,65,137

心身相関理論 6
身体的評価 61
心臓神経症 5
身体化 4
身体化障害 51
身体疾患 57
身体症状 27
身体的愁訴 28
身体的自覚症状 38
身体的問題と心理・社会的問題 92
身体表現性障害 51,98
身体表現性自律神経機能不全 51
心的課題 7
心的外傷 91
心身医学的観点 106
心理検査 38
心理社会的因子 57
心理療法 98
心理的葛藤 124
心理的危機 19
心理的ケア 79
心理・社会的ストレス 18
心理的ストレッサー 21
心理的縄張り 16
心理的発達 7
心理的反応 85
心理的評価 27,61
心理的負担 75,79
心理テスト 59
心理面接室 93

心療内科　17
心療内科医　55,60,92,93,103
心療内科的アプローチ　19
サポートネットワーク　116
シュール　4
ショック状態　2
ショック相　3
スーパーバイザー　116
スキンシップ　15
ストレス　1,21,81
ストレス潰瘍　67
ストレス関連疾患　48
ストレス学説　1
ストレス研究　1,6
ストレスコーピング　24,118
ストレス性健康障害　55,110
ストレス性疾患　23
ストレス耐性　81
ストレスマネージメント　24,69
ストレッサー　2,21,69
スルピリド　133
性格特徴　65
生活習慣　23
生活習慣病　11
生活体験　81
精神症状　27
精神神経免疫　64
精神自律神経症候群　49
精神的健康感　16
精神的自覚症状　38

精神発達論的観点　137
精神病　9,56
精神分析的　6
整腸剤　144
青年期　7
生物・心理・社会モデル　89
生物的ストレッサー　21
生理的反応　34
摂食恐怖　138
摂食障害　27,35,134
潜在的不安　80
総合診療部　98
総合病院　102
相互作用　18
喪失体験　16
壮年期　7,11
素質　71
ソシアルサポート　24,69
STAI 日本語版　80
sulpiride　135
Self-Rating Depression Scale (SDS)　28
Self-Rating Questionnaire for Depression (SRQ-D)　27
State-Trate Anxiety Inventory (STAI)　32

T

体温　2

退行 4
対象喪失 18
対人関係 4
対他的配慮 137
体内分布 18
多軸評定システム 61
胆石症 93
知能 15
知能効率 16
痴呆症状 19
治療者・患者関係 111
治療者－患者関係 72,90,98
治療的還元 98
治療同盟 98,131
低栄養 26
定期健康診断 41
適応障害 98
適応状態 3
登校拒否 128
疼痛 85
逃避 87
逃避傾向 88
特性不安 32
チームワーク医療 116
Taylor 32
TMI (Toho Medical Index) 45
transient lower esophageal
　sphincter relaxation：TLESR

140

U

うつ状態 27,28,98
うつ病患者 28
ウィットコーアー 5

Y

薬物療法 86,98
やせ願望 139
歪み 1
ユング 8
抑圧 137
抑圧モデル 137
抑うつ状態 19
抑うつ評定法 27
予備能力 17

Z

挫折感 12
挫折体験 9
全人的 92
全人的医療 7,48
喘息 5
全大腸内視鏡検査 81

著者略歴

芝山幸久（しばやまゆきひさ）

昭和34年4月16日生
所属　芝山内科
　　〒230-0025 横浜市鶴見区市場大和町4-28

昭和59年3月	聖マリアンナ医科大学卒業
昭和63年5月	東邦大学大学院（心身医学）修了，医学博士
平成2年6月	東邦大学医学部助手
平成5年5月	総合会津中央病院心療内科部長
平成7年4月	東邦大学医学部助手復職
平成8年5月	東邦大学医学部講師
平成11年6月	芝山内科副院長，東邦大学医学部非常勤講師

専　門：心身医学，消化器病学

学会役員
評議員：日本心身医学会，日本交流分析学会，日本心療内科学会，日本思春期学会

著　書
1. 過敏性腸症候群の診断と治療
　　　　　　　　（医薬ジャーナル社，分担）1989
2. 心身医学のための心理テスト
　　　　　　　　（朝倉書店，分担）1989
3. 心身医学的ケアとその実践
　　　　　　　　（南山堂，分担）1989
4. 今日の消化器疾患治療指針
　　　　　　　　（医学書院，分担）1991
5. 学童・思春期の心身医学的ケア
　　　　　　　　（南山堂，共著）1993
6. 職場のメンタルヘルス・ケア
　　　　　　　　（南山堂，分担）1997
7. 標準音楽療法入門　（春秋社，分担）1998
8. 産業精神保健ハンドブック
　　　　　　　　（中山書店，分担）1998
9. すぐに役立つ外来での患者対応学
　　　　　　　　（永井書店，分担）1998

ⓒ 2000　　　　　　　　　　　　第1版発行　2000年4月1日

消化器疾患と心身医療　　定価（本体3,500円＋税）

検印省略

監　修　　筒　井　末　春
著　者　　芝　山　幸　久
発行所　　株式会社 新興医学出版社
発行者　　服　部　秀　夫
〒113-0033　東京都文京区本郷6-26-8
電話　03（3816）2853
FAX　03（3816）2895

印刷　株式会社 春恒社　　ISBN4-88002-418-X　　郵便振替　00120-8-191625

Ⓡ 本書の全部または一部を無断で複写複製（コピー）することは，著作権法上での例外を除き，禁じられています。本書からの複製を希望される場合は，日本複写権センター（03-3269-5784）にご連絡下さい。